MÉMOIRE

SUR

LES AGENTS IATRALEPTIQUES EN GÉNÉRAL

ET EN PARTICULIER SUR

LA COMPOSITION, L'EMPLOI, L'ACTION & LES PROPRIÉTÉS

DU

TOPIQUE-FABRE

(GLYCÉRO-MELLITE COMPOSÉ)

PAR

D. FABRE-VOLPELIÈRE

Ex-Pharmacien des Établissements pénitentiaires de l'État; Lauréat de la Chambre de commerce d'Avignon
& de divers autres Concours scientifiques;
Membre correspondant de l'Académie des Sciences, Belles-Lettres & Arts de Rouen,
des Sociétés de Pharmacie de Lyon & Rouen, des Collèges des Pharmaciens de Barcelone, Grenade et Séville,
& de plusieurs autres Sociétés savantes de la France & de l'Étranger

ÉTUDE

SOUMISE A L'EXAMEN DE LA COMMISSION DES MÉDICAMENTS & REMÈDES NOUVEAUX
Instituée par l'Administration générale de l'Assistance publique
& AU JUGEMENT DE L'ACADÉMIE NATIONALE DE MÉDECINE DE PARIS

Qu'on le reconnaisse ou qu'on s'obstine à le nier, le *Topique-Fabre* est à lui seul toute une révolution médicale. Comme tous les progrès, il devait rencontrer des obstacles nombreux à son apparition. Mais la routine, la critique et la jalousie ne l'empêcheront pas de faire son chemin, *car il guérit.*

AVIGNON

TYPOGRAPHIE, LITHOGRAPHIE ET STÉRÉOTYPIE A. ROUX

7, Rue de la Bouquerie, près la Préfecture

—

1873

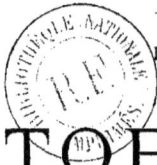

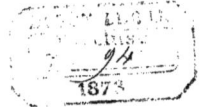

MÉMOIRE

SUR

LES AGENTS IATRALEPTIQUES EN GÉNÉRAL

ET EN PARTICULIER SUR

LA COMPOSITION, L'EMPLOI, L'ACTION ET LES PROPRIÉTÉS

DU

TOPIQUE-FABRE

(GLYCÉRO-MELLITE COMPOSÉ)

> « H. Royer-Collard a dit que la physiologie devait
> » constituer la raison de la médecine. Il doit en être de
> » même de la pharmacie. »
>
> (D' MIALHE. — *Chimie appliquée à la Physiologie*).

I

En parcourant, dans les journaux et recueils spéciaux, les innombrables formules médicales publiées seulement dans le cours des vingt-cinq dernières années écoulées, quelques esprits superficiels ont pu, tout d'abord, être portés à croire que la thérapeutique et la pharmaceutique avaient enfin dit leur dernier mot et n'avaient plus de ressources nouvelles à offrir à l'expérimentateur. Mais les praticiens intelligents et déterminés à lutter contre la routine ou les principes exclusifs savent qu'il ne peut en être ainsi et que les sciences d'observation ne cessent d'ouvrir un champ vaste et libre à celui qui cherche à pénétrer les secrets de la nature.

Aujourd'hui, au contraire, la thérapeutique est plus que jamais en pleine faveur : dans les hôpitaux, dans les cliniques, c'est vers l'agrandissement et le perfectionnement des méthodes curatives, les positifs de l'art, que convergent tous les efforts.

Si, au milieu de la marche progressive de la science et de la vive impulsion qu'elle a imprimée à l'art médical, certains agents médicamenteux doués de puissances curatives incontestables ont été malheureusement délaissés, il faut bien reconnaître aussi qu'un plus grand nombre d'autres, ne jouissant que de propriétés entièrement problématiques, ou bien souvent opposées à leurs pompeuses dénominations, devaient enfin être remplacés par des préparations possédant une action sûre et franchement déterminée, et conséquemment propres à combattre les maladies dans le traitement desquelles diverses compositions étaient injustement préconisées.

Dès notre initiation à l'étude des sciences pharmaceutiques, notre attention fut attirée, par un concours de circonstances, sur la grande lacune et les erreurs qui existaient dans la thérapeutique externe ou chirurgicale.

Aucun praticien expérimenté n'ignore l'insuffisance, l'inutilité ou les inconvénients des compositions employées ordinairement comme fondantes, résolutives, sédatives, maturatives, détersives, excitantes, abortives ou cicatrisantes. On connaît les désagréments qu'entraîne le plus souvent l'emploi des Cérats, Pommades, Onguents et Emplâtres à base de Mercure, d'Arsenic, de Cuivre, de Plomb, de Soufre, d'Iode, de Goudron, etc., etc. Ces sortes de préparations, qui rendent parfois de véritables services à la médecine, exercent le plus souvent une action générale fâcheuse sur l'économie. D'autres fois, le contact de ces médicaments est très-désagréable, et fait que le malade préfère le mal au remède, celui-ci étant pire que celui-là.

« L'excipient ordinaire des pommades, l'axonge, a paru à plusieurs praticiens
» éclairés un excipient malheureux, surtout quand la base active est soluble dans
» l'eau.

» Les pommades et les onguents sont souvent nuisibles, parce que les corps gras
» ou résineux qui les composent ne peuvent être absorbés et s'opposent à l'absorp-
» tion de la base active.

» Les liniments à excipients graisseux ou huileux ne pénétrant pas la peau,
» doivent être délaissés. »

Ces observations dérivent des travaux de MM. Blondlot, Chevallier, Deschamps, Jeannel et Thirault *(Revue de Chimie et Pharmacie,* et *Moniteur des Sciences,* de Parisel. — Année 1860).

Dans une instruction sur le pansement des blessures, publiée en août 1870, M. le docteur Louis Fleury conseille de rejeter, dans les pansements consécutifs, le *Cérat et tous les corps gras.*

A la suite de diverses expérimentations faites sur des animaux, M. le docteur Batailhé émit cette opinion, en 1864, qu'il faut abandonner les *corps gras* et les *cataplasmes* dans le traitement des *plaies récentes* et des *plaies d'opérations,* et revenir aux alcooliques, c'est-à-dire à la pratique des anciens.

M. le docteur Le Cœur (de Caen) a publié, environ à la même époque, une brochure dans laquelle il prouve que l'alcool, l'alcool camphré, la teinture de cannelle, de benjoin, de brou de noix, etc., etc., peuvent rendre de grands services dans le traitement des *plaies simples et composées.* Ses conclusions, d'ailleurs parfaitement conformes aux opinions déjà relatées, se résument ainsi : « *Il faut abandonner les*
» *corps gras, les cataplasmes émollients, en un mot, les maturatifs et les pourris-*
» *sants, et revenir aux alcooliques.* »

Tout en confirmant les faits et les principes énoncés par ces expérimentateurs, la clinique humaine, tenant compte de la rapidité et de l'intensité de l'action irritante de l'alcool sur les solutions de continuité et tous les tissus dénudés, a été d'avis de n'employer que rarement et avec prudence ce genre de médication.

On sait que les lotions et les injections sont, la plupart, et dans la majorité des cas, ou inefficaces, ou incommodes, ou inévitablement dangereuses. D'ailleurs, il ne faut point oublier que l'usage d'un topique liquide, quand il n'est pas urgent, présente toujours des inconvénients sérieux.

Nous ne pensons pas exagérer en disant que la généralité des topiques employés encore communément aujourd'hui (les vésicants, rubéfiants et caustiques exceptés) n'exercent d'autre action que celle de soustraire au contact de l'air les parties sur lesquelles on les applique.

Ce qui précède nous permet de constater que la thérapeutique chirurgicale a reconnu la nécessité de rayer enfin de sa nomenclature la série interminable de ces formules ayant joui, pendant trop longtemps et par la puissante influence de l'habitude, d'une réputation d'efficacité que la chimie physiologique leur contestait avec une autorité bien légitime.

« Dans les sciences d'observation, effacer l'erreur, c'est progresser; cette tâche » ingrate et pénible, cette sorte de défrichement scientifique prépare des voies » nouvelles plus faciles et plus sûres. » (Docteur PATTÉ. — *Nouveau Dictionnaire de Médecine vétérinaire.*)

« Ce qui importe le plus à l'exercice de l'art et à ses applications, c'est de » débrouiller le chaos de la matière médicale et des formules, mine inépuisable, » tout encroûtée de préjugés populaires. La physiologie expérimentale, la chimie, » la physique même, sont en bonne voie pour aider l'expérimentation pratique à » sortir d'un gouffre sans fond. » (Rapport de M. le docteur Bally à l'Académie de Médecine de Paris, sur le Testament médical du docteur Dumont (de Monteux). — Séance du 23 juillet 1861.)

Nous allons esquisser à grands traits les labeurs qui ont été entrepris pour faire concourir à la grande réforme devenue nécessaire l'ensemble des sciences médicales.

II

Dans le domaine de la chirurgie, comme dans celui de la médecine, il ne suffit pas toujours d'abandonner purement et simplement l'emploi d'un moyen condamné par une longue expérience. Il convient, au contraire, autant qu'on le peut, de substituer à un agent douteux, inutile ou nuisible, un médicament certain, efficace et inoffensif.

Or, pour que la rénovation de cette partie de la thérapeutique externe qui nous occupe pût être complète, les préparations à remplacer définitivement étant en assez grand nombre, il s'agissait de la refondre ou de la refaire, pour ainsi dire, malgré les conquêtes importantes qu'elle avait réalisées depuis quelques années.

Un problème aussi complexe ne saurait être d'une solution prompte, simple et facile. Ce qui va suivre le démontre pleinement.

Divers travaux ont été faits, qui ont abouti à des succès partiels, et dont les auteurs, plus heureux, plus fortunés ou plus hardis que nous, ont pu déjà voir encourager leurs œuvres, incontestablement postérieures et inférieures à la nôtre. Comme il n'y a pas, dans nos recherches respectives, une entière similitude, ni, dans les résultats obtenus, une complète analogie, il nous suffira de citer les dates pour affirmer simplement notre droit à la priorité, que nous mentionnons pour mémoire et sans insistance. Quant au retard apporté à donner le jour à cet exposé, nous nous réservons de l'expliquer et de le justifier au moment venu.

Il ne faut point perdre de vue qu'il n'est ici question que des préparations pharmaceutiques destinées à l'usage externe, et dont l'emploi a pour but le traitement des manifestations pathologiques locales.

Les nombreux insuccès résultant de l'application de *topiques* irrationnels, inertes ou rebutants, avaient fait tomber la *Méthode iatraleptique* (1) dans un oubli presque complet.

« De nouvelles études étaient nécessaires pour la régénérer. Il y avait à étudier la
» manière d'être de la peau, dans les différents états de santé et de maladie, car, selon
» son état de sécheresse ou d'onctuosité, de fonction ou d'inertie, la peau est plus ou
» moins bien disposée à *l'absorption*. Les physiologistes qui se sont livrés à ces recher-
» ches si intéressantes savaient déjà que *l'absorption* des substances toxiques appli-
» quées à l'extérieur ne s'opère pas avec la même intensité sur toutes les parties du
» corps ; que, presque nulle dans les endroits où il n'existe que du tissu cellulaire,
» elle est, au contraire, très-active dans les parties où abondent les vaisseaux
» absorbants, lymphatiques et veineux. Il y avait aussi à étudier les lois de
» *l'endosmose*, pour en faire l'application à *l'absorption cutanée*. Il y avait ensuite
» à rechercher quelles sont les substances, et surtout les véhicules ou excipients,
» qui se prêtent le mieux à ce genre de médication. Cette étude était devenue
» d'autant plus facile et fructueuse, qu'on en était déjà arrivé à connaître la struc-
» ture intime de la peau, ses affections, son mode *d'absorption*, et ses nombreuses
» communications sympathiques avec le tube intestinal. » (DORVAULT. — *Officine*.)

On sait, en effet, que *l'absorption* est généralement très-lente sur la peau entière, que la peau intacte de l'homme n'absorbe que d'une manière irrégulière et incertaine, et seulement les corps solubles, mais jamais les matières insolubles, à l'exception du mercure (2).

(1) *Iatraleptique* ou *iatraliptique* dérive — comme on le sait — de deux mots grecs, et signifie *enduire, oindre, frotter*, avec un *médicament*.

(2) Selon M. Beresprung, le mercure qui fait la base de l'onguent napolitain n'agit que par sa partie oxydée, qui se dissout avec facilité dans les acides des sécrétions et pénètre ainsi dans l'économie, ce que ne saurait faire le mercure métallique, fût-il soumis à une forte pression. Des pommades préparées avec de faibles propor. tions d'oxyde noir lui ont donné les mêmes résultats que l'onguent mercuriel double. — A la suite de cette observation, mentionnée dans sa *Revue pharmaceutique* de 1851, M. Dorvault ajoute : *Faut-il absolument qu'un médicament pénètre dans l'économie pour agir? Nous ne le pensons pas.* — Le scepticisme du savant pharmacoogiste à cet endroit nous paraît peu fondé, surtout depuis que la physiologie a été placée au premier rang parmi les sciences médicales.

Les physiologistes ont, de plus, posé ce principe : « *Que les corps liquides et*
» *gazeux, seuls, peuvent être absorbés et parvenir dans le torrent de la circulation ;*
» *mais que les corps solides, quelle que soit leur ténuité, ne sauraient y arriver,*
» *parce qu'ils ne peuvent se prêter à l'*IMBIBITION, *qui précède et commence toute*
» ABSORPTION. » (BÉRARD. — *Cours de Physiologie*).

« Ce n'est qu'à l'état fluide que les substances peuvent être absorbées, parce qu'à
» cet état seulement les molécules n'étant plus disproportionnées avec le calibre
» des bouches absorbantes, peuvent être prises et s'y engager. Cette vérité était
» bien connue des anciens, qui nous ont laissé ce vieil adage : *Corpora non agunt*
» *nisi soluta*. En parlant de l'état fluide, nous n'entendons pas seulement la liqui-
» dité aqueuse, mais toutes les formes de la matière autres que celle qui la rend
» solide ; aussi, nous y comprenons les corps mous, liquides, vaporeux et gazeux. »
(BRACHET. — *Physiologie élémentaire de l'Homme*.)

Les lois de la physique, aussi bien que celles de la physiologie, nous enseignent
que, pour qu'il y ait *absorption* des substances par la surface cutanée ou les
muqueuses, il est nécessaire que ces substances mouillent les membranes. En effet,
les graisses, qui ne les mouillent pas, ne sont pas absorbées (1). Mais M. Claude
Bernard avait reconnu, de 1846 à 1848, qu'elles le sont facilement étant *émulsion-
nées* avec le suc pancréatique. Quatorze ans auparavant, c'est-à-dire en 1834,
M. Eberle avait dit que le suc pancréatique transforme les graisses en une sorte
d'*émulsion*, et paraît destiné à en favoriser l'*absorption*. Les expériences de
M. J. Béclard ont démontré que les *émulsions* traversent plus facilement les membranes que l'huile en nature. Enfin, M. le docteur Loze a observé qu'en émulsion-
nant l'huile de foie de morue, ce médicament acquiert plus d'énergie, ce qui provient de ce qu'il est plus complétement absorbé.

« Aucune substance ne peut entrer dans l'économie, ou en sortir, sans être dans
» un état de dissolution qui lui donne la faculté de mouiller, imbiber, traverser
» les membranes et arriver jusqu'à la profondeur des tissus, pour y être, selon sa
» destination définitive, assimilée, détruite, brûlée, pour concourir à la formation
» des organes, ou se perdre dans leurs excrétions. C'est là une loi générale qui
» n'admet pas d'exceptions. » (MIALHE et PRESSAT.— Comptes-rendus de l'Académie
des Sciences, 1851.)

« D'après ces considérations, on doit admettre comme principe essentiel de phar-
» macologie, *que les médicaments solubles dans l'eau et dans les liquides de l'orga-*
» *nisme sont les seuls qui soient susceptibles de développer des effets dynamiques, et*

(1) « Une matière grasse est une espèce de sel non miscible à l'eau, constitué par l'acide oléique, l'acide mar-
» garique ou l'acide stéarique, unis à une base commune désignée sous le nom de *Glycérine*. Dans la saponifica-
» tion à l'aide des alcalis, la *Glycérine* est mise en liberté et les acides s'unissent à l'alcali pour former des
» *savons*, c'est-à-dire des oléates, des margarates ou des stéarates alcalins, solubles dans l'eau. La *Glycérine*
» devenue libre, est également *soluble* dans l'eau. » (J. BÉCLARD. — *Traité élémentaire de Physiologie humaine*.)

» *que ceux qui sont insolubles dans ces véhicules doivent être considérés comme*
» *inertes, au moins en tant que comme médicaments généraux.* » (TABOURIN. —
Matière médicale vétérinaire.)

La propagation des médicaments externes par *imbibition* entre trop dans le sens
de cette étude pour ne point résumer ici les faits et les principes sur lesquels
repose cette question importante.

Nous emprunterons encore le langage autorisé du savant professeur de l'Ecole
vétérinaire de Lyon :

« Ce mode d'extension des effets locaux des médicaments est un des plus simples,
» des plus naturels, et correspond à ce qu'on appelait autrefois la transmission des
» effets des remèdes par la *contiguïté* des tissus et des organes. C'est en quelque
» sorte l'*absorption* réduite à son premier temps ; si cette dernière est le moyen
» essentiel qu'emploie l'économie pour faire parvenir les molécules médicamen-
» teuses dans les fluides nutritifs et aux organes, et, par conséquent, de produire
» des *médications générales*, l'*imbibition* est le moyen que l'organisme met en
» usage pour étendre et rendre plus complètes les *médications locales*.

» Les organes situés profondément dans les cavités splanchniques, ceux qui sont
» recouverts par les membranes tégumentaires et par plusieurs couches d'autres
» tissus, ne peuvent être médicamentés directement, et les molécules médicamen-
» teuses, avant d'agir sur eux, doivent nécessairement traverser d'autres tissus. C'est
» ainsi que, quand une glande, un ganglion lymphatique, un phlegmon, etc., etc.,
» reçoivent l'action d'un *topique*, ce n'est jamais qu'à travers la peau et le tissu
» cellulaire sous-cutané. Lorsqu'on applique un cataplasme émollient, quand on
« donne un lavement adoucissant, etc., on compte évidemment sur les bénéfices
» de la propagation des effets locaux des médicaments par la contiguïté des organes.

» Comment s'opère cette extension des effets des médicaments au-delà de leur
» point d'application ? Il serait difficile de répondre catégoriquement à cette ques-
» tion ; cependant, on peut dire, comme chose très-vraisemblable, que l'*absorption*
» et l'influence nerveuse ne jouent ici qu'un rôle très-secondaire, et que le principal
» appartient évidemment à un phénomène physique, à l'*imbibition*. Cela résulte
» clairement de la perméabilité naturelle et bien connue de tous les tissus vivants
» à l'égard des liquides et des gaz mis en contact avec eux, et des phénomènes
» de *capillarité* et d'*endosmose* qu'on observe si fréquemment dans l'économie
» animale.

« La pénétration graduelle des molécules médicamenteuses, de proche en
» proche, jusqu'aux organes et aux tissus le plus profondément situés, ne
» résulte pas seulement de l'observation journalière des effets des médicaments
» employés comme *topiques*, mais encore des expériences nombreuses faites sur
» les animaux par les hommes les plus compétents. Tout s'accorde aussi pour démon-
» trer que cette pénétration se fait par une *imbibition* successive depuis les couches

» de tissu les plus superficielles jusqu'aux plus profondes. Il résulte, en effet, des
» expériences de Flandrin, Fodéra, Magendie, etc., que différentes substances,
» déposées sur la peau ou les muqueuses, pénètrent rapidement dans les organes
» environnants, dans les tissus sous-jacents, où leur présence est facilement
» dévoilée par des réactifs caractéristiques. Enfin, d'autres expériences ont apporté
» une nouvelle preuve de la grande perméabilité des tissus pour les substances
» qui sont mises en contact avec eux.

» Ainsi, quand un médicament est appliqué sur une partie extérieure du corps,
» entière ou dénudée, indépendamment des effets immédiats et locaux qu'il déter-
» mine sur les points qu'il touche, il pénètre peu à peu à travers les porosités ou
» les interstices naturels des tissus, se mêle avec les liquides qui les imprègnent,
» les pénètre de proche en proche par *imbibition*, et arrive ainsi parfois à de grandes
» profondeurs. » (TABOURIN. — *Matière médicale vétérinaire*.)

On sait que l'*endosmose* est favorisée par la chaleur. Enfin, il est avéré que
l'excitation de la peau au moyen des frictions, facilite et augmente singulièrement
l'*imbibition* et, par suite, l'*absorption*.

III

La *Méthode iatraleptique* étant sortie de l'ornière de l'empirisme, et mise ainsi
en rapport avec les découvertes chimiques et physiologiques, on pouvait prévoir
que les agents externes, choisis avec soin et sérieusements étudiés, seraient appelés
à remplir désormais en thérapeutique un rôle plus important que dans le passé.

Vers l'année 1850, la *Glycérine*, en qui on avait reconnu une précieuse action
dissolvante, qui lui fait tenir le milieu, pour ainsi dire, entre l'eau et l'alcool, ainsi
que la propriété non moins importante de se volatiliser très-lentement, et de maintenir la peau dans un état de souplesse, fut proposée comme médicament, en particulier dans quelques affections cutanées et contre la surdité accidentelle. Le
médecin anglais Strattin eut l'idée de l'employer dans le traitement du pityriasis,
de la lèpre vulgaire, du psoriasis, du prurigo, de l'impetigo, du lupus, de certaines syphilides, de la scrofule cutanée, de la variole, de l'alopécie, des engelures,
des gerçures et des brûlures. Les formules qu'il préconisa, au nombre de cinq ou
six, sont toutes, ou des liniments, ou des lotions, dans lesquelles cet agent alors
nouveau se trouve mélangé à d'autres substances, la plupart liquides. La *Glycérine*
fut dès lors et rapidement adoptée comme véhicule essentiel ou accessoire dans un
grand nombre de compositions à usage externe.

L'application de ce produit, soit comme remède principal, soit comme excipient,
ne tarda pas à prendre une grande extension, surtout après les succès remarquables
qu'en eurent obtenus deux chirurgiens distingués de Paris, MM. les docteurs
Demarquay et Denonvillers, dans le pansement des *plaies*, en remplacement des

corps gras. Le résultat de ces expérimentations parut assez concluant à M. Demarquay pour en faire l'objet d'un ouvrage spécial (1).

Depuis lors, on professe généralement que la *Glycérine,* qui est un corps remarquablement onctueux et, de plus, fortement hygroscopique, appliquée sur la peau, pénètre et s'imbibe aisément dans le tissu du derme, qu'elle assouplit, ainsi que la plupart des tissus organiques, assurément mieux que les corps gras, dont elle a tous les avantages sans en présenter les inconvénients. En raison de son action hygrométrique énergique, la *Glycérine* paraît d'un usage très-utile dans le cas où la peau est sèche et crevassée, lorsque la sécrétion sébacée paraît languir, parce qu'elle entretient, sur les divers points où on l'applique, une humidité constante qui en assure la souplesse.

Les indications de la *Glycérine,* employée seule ou associée à divers médicaments, sont assez nombreuses. D'après ses recherches personnelles, M. le docteur Demarquay assure que la *Glycérine* possède l'avantage de modérer l'inflammation, de tenir la plaie propre et rosée ; de maintenir ses bords humides et souples ; de contenir la suppuration et le bourgeonnement dans de justes limites ; de plus, ses propriétés antiseptiques et détersives la rendent très-précieuse dans le pansement des ulcérations, des plaies fétides et ichoreuses, gangréneuses, etc., etc.

Un savant et regretté pharmacologiste, Deschamps (d'Avallon), dont les études sur la *Glycérine* ont paru, en 1856, dans le *Répertoire de Pharmacie,* et en 1863, dans le *Bulletin général de Thérapeutique,* ne partageait pas cette opinion sur le nouvel auxiliaire médicamenteux, opinion qu'il qualifiait d'engouement considérable. Il prétendait que les faits avancés n'étaient rien moins que prouvés, et qu'on avait exagéré les propriétés de la *Glycérine.* Il émettait cet avis que la *Glycérine,* comme matière destinée à panser les *plaies,* peut être utile, parce qu'elle les prive du contact de l'air et facilite leur cicatrisation ; mais il demandait cependant une série d'expériences sérieuses dans lesquelles on démontrerait ses avantages sur les anciennes méthodes de pansement, afin de savoir si les résultats annoncés sont bien réels. Car, selon lui, il fallait savoir de combien de jours la *Glycérine* accélère le rétablissement des malades, et quelle est l'économie qu'on réalise en en faisant usage.

Enfin, Deschamps classait de la manière suivante les excipients destinés à l'usage externe, en prenant en considération la propriété qu'ils ont de faire traverser le derme aux agents médicamenteux : 1° les saponés, les glycérolés et les cétinés ; 2° les cérats et les pommades qui contiennent de l'eau ; 3° enfin, ces trois dernières préparations lorsqu'elles n'en renferment point.

Le même auteur avait déjà publié, plusieurs années avant son dernier travail sur la *Glycérine,* et dans le *Bulletin général de thérapeutique* (tome LIV, page 410, et

(1) De la *Glycérine* et ses applications à la chirurgie et à la médecine. 1 volume in-8°. — Paris, 1863.

tome LVIII, page 65), des observations importantes sur l'utilité des *Saponés* ou *Savons médicamenteux* au point de vue de la *méthode iatraleptique*. Après avoir cherché à prouver que ces préparations étaient supérieures à toutes celles destinées à l'usage externe, l'auteur du *Compendium de Pharmacie pratique* fit pourtant observer *que le Savon ne peut pas être employé pour composer des véhicules qui doivent servir d'excipients à tous les agents thérapeutiques; car il est indispensable de tenir compte de ses propriétés chimiques.*

Le Savon est, en effet, très-utile dans certaines préparations externes, car, sous son influence, les substances actives traversent facilement le derme. Mais on ne doit point oublier que les Savons, considérés chimiquement, sont des sels mixtes (stéarates, margarates, oléates) qui se comportent, à l'égard des autres corps, suivant qu'ils sont neutres, acides ou basiques.

Cependant, un médecin de Paris, M. le docteur Courtillier, essaya d'introduire, vers 1861 ou 1862, l'emploi d'un certain nombre de *Savons médicamenteux* contenant tous des principes très-actifs, tels que divers sels de mercure, des iodures, des arséniates, etc., etc. Nous croyons savoir que cette tentative n'eut pas une suite favorable.

Peu de temps après, M. le docteur Mougeot (de l'Aube), auteur de procédés brevetés pour la *désalcalinisation* des Savons du commerce, disant que c'était faute de cette désalcalinisation préalable que toutes les tentatives d'introduction des *Savons médicamenteux* dans la thérapeutique des *dermatoses* avaient été repoussées jusqu'alors par l'Académie de Médecine, composa et fit expérimenter, dans les hôpitaux de Paris, plusieurs sortes de Savons renfermant, soit du soufre, ou de l'acide phénique, ou de l'huile de cade, ou du goudron, ou un sel de mercure, ou du camphre, ou du tannin.

C'est environ à la même époque que M. A. Mollard, chimiste, fabricant breveté du Savon sulfureux sans odeur, et M. Prestat, pharmacien à Paris, commencèrent à lancer dans le commerce plusieurs séries de Savons médicamenteux ou hygiéniques, analogues à ceux du médecin de Bar-sur-Aube.

L'efficacité des *Savons anhydres et rectifiés* du docteur Mougeot ayant été constatée par les sommités médicales, et l'Administration de l'Assistance publique en ayant ordonné l'adoption dans les hôpitaux de la capitale, nous bornerons là notre mention, en nous abstenant de toute appréciation élogieuse ou critique.

Nous nous permettrons, néanmoins, de faire remarquer que ces *Savons médicamenteux,* en supposant leur innocuité, qui nous paraît plus que douteuse pour certains d'entr'eux, et en admettant qu'ils puissent répondre pleinement à tous les cas, nombreux et variés, de *dermatoses,* ne satisfont qu'une partie des besoins de la pathologie externe.

Nous exprimerons la même opinion au sujet des *Savons d'alcaloïdes,* préparés en combinant directement les bases organiques (morphine, quinine, strychnine, etc.)

aux acides gras, ou par double décomposition du Savon médicinal par le chlorhydrate de l'une de ces bases. Ces Savons à bases organiques ont été proposés par M. Tripier, pharmacien militaire, pour remplacer les pommades dans lesquelles on fait entrer des alcalis végétaux, les corps gras, dit-il, étant très-peu propres à en favoriser l'absorption, si ces bases ne sont préalablement combinées avec les acides gras.

Postérieurement aux productions que nous venons de relater, c'est-à-dire vers 1865 ou 1866, M. Ed. Sichel, chimiste à Paris, présenta à la Commission des Médicaments et Remèdes nouveaux, instituée par l'Administration générale de l'Assistance publique, un mélange résultant de la dissolution de quatre parties *Jaune d'œuf* dans cinq parties *Glycérine*, et donna à ce produit le nom de *Glyconine*. D'après son auteur, les avantages principaux de ce nouveau *topique* sont *de ne pas rancir et de pouvoir être enlevé par l'eau;* ses propriétés essentielles sont d'être employé avec succès pour le pansement des *plaies, brûlures, gerçures du sein,* et *quelques affections de la peau* (eczema, impetigo, etc.). — *(Union Pharmaceutique* de 1866.)

Sur l'approbation de cette Commission spéciale, l'Administration prononça l'adoption, pour le service des hôpitaux, de la *Glyconine-Sichel.*

Ici encore, nous nous inclinons devant un jugement éclairé, devant une haute et flatteuse décision, après avoir fait observer, toutefois, que la préparation de M. Sichel n'est qu'un diminutif de la nôtre, — ainsi qu'on le verra plus loin — qu'elle ne s'emploie que pour combattre quelques affections superficielles, d'un caractère bénin, et que, par conséquent, le problème imposé aux adeptes des sciences médicales n'était pas encore, après la réalisation des travaux que nous venons d'énumérer, résolu d'une manière complète.

IV

Imbu des préceptes physiologiques que nous avons dû rappeler ; pénétré de l'évidente nécessité, pour la pharmacie et la thérapeutique, de s'y conformer entièrement ; persuadé enfin de l'heureuse possibilité d'apporter quelques matériaux modestes, mais d'une utilité incontestable, à ce nouvel édifice du travail et du progrès, nous nous sommes mis hardiment et résolument à l'œuvre en 1854, c'est-à-dire dans le cours de notre stage en pharmacie.

Nous pensions que d'autres chercheurs, sans nul doute plus compétents et plus autorisés, aborderaient peut-être cette étude et certainement avec un succès moins hypothétique. Nous savions aussi que pour mieux exposer nos idées, pour faire comprendre plus aisément toute l'importance de notre œuvre, pour faire prévaloir plus sûrement nos vues, la collaboration d'un médecin instruit et convaincu nous eût été d'un grand secours.

Privé de cet avantage, contraint par les circonstances à marcher sans appui, à nous risquer seul dans cette voie, et nous défiant de nos propres forces, de nos moyens personnels et de nos résultats particuliers, ce n'est que timidement et dans un rayon peu étendu que, vers la fin de l'année 1858, nous fîmes la première communication de notre découverte à quelques membres du corps médical.

Notre appel à l'expérimentation clinique, basé sur notre conviction et sur notre bonne foi, fut entendu par quelques rares praticiens animés de l'esprit d'initiative et sachant discerner le langage de la vérité du verbiage charlatanesque.

Pendant plus de douze ans, cette expérimentation, confiée à des mains dont l'habileté et la probité nous étaient assurées, a donné des résultats non-seulement satisfaisants, mais encore de nature à étonner les médecins qui les ont obtenus (1).

Pourtant, au fond de la province, et dans la sphère étroite et obscure que nous a assignée le destin, il ne nous avait pas été possible d'arriver à ce que notre préparation soit l'objet d'expérimentations comparatives dans les hôpitaux civils ou militaires.

Nous avions donc été forcé d'ajourner l'exposé scientifique de notre innovation, voulant l'accompagner d'observations authentiques et pour ainsi dire officielles, capables de faire ressortir la valeur de celles qui avaient été faites isolément et en silence dans une période déjà longue. Ces observations ne pouvaient qu'accroître et affermir les bases sur lesquelles repose notre travail. Car les faits parlent toujours plus éloquemment que toutes les théories possibles (2).

D'un autre côté, nous avons hésité à soumettre la formule de notre composition à la haute et enviable sanction de l'Académie de Médecine, à cause, tout d'abord, de la presque absolue impossibilité, à une aussi grande distance de Paris, et sans *alter ego* dans la capitale, d'obtenir de cette compagnie savante un examen approfondi et par conséquent une approbation, dont le refus pourrait être assimilé à une dépréciation, à un déni d'innovation et d'efficacité ; et, d'autre part, en considération de l'innocuité parfaite de notre produit, autant que de l'interprétation de la jurisprudence sur les remèdes secrets en faveur des médicaments destinés à l'usage externe.

Désireux, néanmoins, d'atteindre le but poursuivi sans relâche depuis bon nombre d'années, c'est-à-dire de répandre, autant que possible, les bienfaits d'un *Topique* si estimé des personnes qui en ont fait usage, de faire participer aux heureux résultats de son emploi la classe la plus nombreuse et la plus intéressante de la population, et d'obtenir enfin une approbation que semblent mériter nos labeurs, nous

---

(1) MM. les docteurs : Belloc, auteur du *Charbon Médicinal* ; Bertulus, professeur à l'Ecole de Médecine et de Pharmacie de Marseille ; Ardoin, ex-chirurgien de marine à Toulon ; Blanc (Alphonse), inspecteur des pharmacies de l'arrondissement d'Arles ; Gubian, inspecteur des Eaux Minérales de La Motte (Isère).

(2) Entre une opinion et un fait, il y a l'infini..,. Un fait est au-dessus de toutes les autorités (Leibnitz).

nous sommes adressé, le 14 avril 1872, à M. le Directeur de l'Administration géné-rale de l'Assistance publique.

Nous avons franchement sollicité des expérimentations comparatives dans les hôpitaux de Paris. Nous avons offert loyalement la communication de notre *formule générale*. Nous avons mis à la disposition de l'Administration toutes les quantités de notre *Topique*, à titre d'échantillon et pour expériences, qui pourraient être nécessaires.

C'est pour justifier nos allégations et donner à la sincérité de nos offres une sanction notoire, que nous avons hâté l'achèvement de ce travail, dont le but im-médiat est d'édifier entièrement, tant sur notre infime personnalité que sur le pré-cieux agent dont nous avons pu doter l'art de guérir, les savants appelés à examiner et essayer ce nouveau produit, et les administrateurs auxquels nous avons fait des propositions à son égard.

Nous avons toute raison d'espérer que notre demande d'expérimentations compa-ratives sera favorablement accueillie par l'Administration des hôpitaux de la capi-tale, qui a déjà donné des preuves non équivoques de son esprit de progrès en adoptant un certain nombre de productions nouvelles qui lui ont été proposées.

Aussitôt que nos premières démarches auront abouti à un résultat quelconque, nous nous empresserons, en tout état de cause, de soumettre humblement notre œuvre au jugement suprême de l'Académie nationale de médecine.

V

Devant remonter à notre point de départ, nous dirons que, inspiré d'abord et guidé ensuite par les lueurs de la chimie physiologique, nous nous sommes livré, dès notre initiation à l'étude des sciences pharmaceutiques, à une série de travaux ayant pour objectif la production d'un agent nouveau, puissant et général, dont la thérapeutique chirurgicale avait un besoin aussi urgent qu'incontestable.

Il s'agissait, en effet, de trouver, pour l'usage externe :

Un *médicament* à l'application duquel toutes les parties du corps puissent se prêter avec facilité ;

Une *composition* capable d'être entièrement et rapidement absorbée ;

Un *remède* dont la spécificité d'action physiologique soit certaine et bien établie, et qui soit en même temps *héroïque* et *inoffensif ;*

Une *préparation* pouvant agir puissamment, selon les cas, tantôt comme fondante ou résolutive, tantôt comme sédative ou excitante, et tantôt comme cicatrisante ou détersive ;

Un *topique*, enfin, pouvant pleinement justifier les titres d'*iatraleptique puissant*, de *supérieur* et presque *universel*, et répondre à la généralité des indications mé-dicales.

Toutes les parties du corps ne se prêtant pas facilement aux applications ou aux frictions liquides, il nous paraissait très-important d'adopter, pour notre *médicament*, la forme ou la consistance molle d'une pommade ou d'un onguent.

Pour être certain d'obtenir une *composition* complétement et promptement absorbable, il fallait rigoureusement faire choix, et en déterminer avec soin les proportions relatives, d'éléments solubles dans l'eau et dans les liquides de l'organisme.

L'action physiologique étant la conséquence première et naturelle de l'absorption, et faisant partie du domaine de l'expérimentation clinique, nous devions laisser à la médecine le droit et le devoir de l'établir et de la préciser. L'ensemble des observations médicales faites jusqu'à ce jour ne laisse subsister aucun doute sur la spécificité d'action de notre *remède, héroïque* autant qu'*inoffensif.* Les applications nombreuses et variées qu'on pourra en faire dans les hôpitaux rendront certainement plus faciles la démonstration et la détermination de cette spécificité. Notre rôle, à cet égard, devait se borner à signaler, à faire ressortir l'importance de cette puissance spécifique. Mais, au préalable, nous avions dû rechercher soigneusement quelles substances pourraient être réunies avec avantage et de manière à donner un produit possédant des propriétés calmantes et adoucissantes, tout en agissant avec une grande énergie.

Afin d'obtenir une *préparation* douée d'une action non-seulement sûre et puissante, mais encore multiple, variable, et en apparence contradictoire, selon les cas, il n'était besoin que de nous rappeler d'abord l'identité ou l'analogie d'un grand nombre de manifestations pathologiques externes qui paraissent, aux yeux des personnes étrangères à l'art, diamétralement opposées ; et ensuite, la diversité des effets résultant d'une même cause, suivant le lieu d'application de celle-ci, fait démontré par beaucoup de corps médicamenteux.

Et pour justifier les titres d'*iatraleptique puissant*, de *supérieur*, et presque *universel*, il s'agissait de ne faire entrer, dans la formule de notre *Topique*, que des matières premières jouissant de propriétés caractéristiques et bien connues, et d'une complète innocuité, capables d'assouplir la peau, de l'exciter au besoin, — mais sans l'irriter et encore moins la corroder ou la détruire — de pénétrer peu à peu à travers les porosités ou interstices naturels des tissus, de se mêler avec les liquides qui les imprègnent et de pouvoir arriver ainsi à de grandes profondeurs. Enfin, les éléments constituant ce mélange devaient donner naissance, par leur association rationnellement combinée, à un produit dont les vertus onctueuses et adoucissantes, et le pouvoir à la fois sédatif et stimulant, modificateur et reconstituant, en feraient l'agent le plus naturel, le plus docile, le plus maniable et le plus familier de la médecine externe.

Après bien des essais infructueux, de longues et ingrates recherches, de pénibles et incessants labeurs, nous croyons être enfin parvenu à une très-heureuse solution du problème qui faisait depuis longtemps l'objet de nos principales préoccupations.

Nous avouons même que le résultat obtenu a, sur certain point, dépassé nos prévisions et nos espérances.

La publication de notre formule générale, et son développement complet, c'est-à-dire l'exposé des propriétés spéciales et l'analyse particulière de chacun des éléments qui la composent, démontreront irréfutablement l'exceptionnelle utilité de notre œuvre et notre pleine confiance en la saine appréciation du corps médical.

Nous avons la persuasion que, tenant compte de nos efforts, de notre désir d'être utile, les censeurs auxquels nous soumettons cet opuscule daigneront aussi nous savoir quelque gré de notre dévouement à la science, et n'oublieront pas que nous attendons d'eux une décision empreinte de leurs lumières, ainsi que de leurs sentiments bien connus d'impartialité, d'indépendance et d'équité.

VI

FORMULE GÉNÉRALE.

1. *Glycérine* pure, incolore et inodore, pesant de 28° à 30° Baumé ;
2. *Miel blanc* de l'année, du Midi ou du Gâtinais, purifié selon le procédé Deschamps (d'Avallon);
3. *Vin rouge* du Midi, naturel, bonne qualité, non plâtré, de 1 à 2 ans au moins, et 3 ans au plus;
4. *Jaune d'œuf* de gallinacés, frais, privé d'albumen ;
5. *Sucs* fermentés et dépurés, ou *extraits* aqueux, de *végétaux* non toxiques ;
6. *Huiles volatiles*, fines et pures, neutres, *pour aromatiser*.

On comprendra — ce mémoire devant être livré à la publicité — que nous n'indiquions point ici les doses ou quantités proportionnelles de chaque substance, ni le *Modus faciendi*. Il doit, d'ailleurs, suffire au médecin de connaître la nature des composants. La communication de notre formule complète et de notre *Modus operandi* sera faite, au besoin, et confidentiellement, à M. le directeur de l'Administration générale de l'Assistance publique, ou à M. le président de l'Académie nationale de médecine.

VII

DÉVELOPPEMENT ET ANALYSE

1. — Glycérine pure.

La *Glycérine* (oxyde de Glycérile, principe doux des huiles) est un liquide épais, sirupeux, incolore, inodore, de saveur sucrée, sans arrière-goût désagréable, provenant du dédoublement des corps gras neutres.(1). Elle est soluble en toutes proportions dans l'eau et l'alcool, et presque insoluble dans l'éther. Elle a un pou-

(1) Le Blanc de baleine (cétine, spermaceti) fait exception, et donne, sous l'influence des alcalis hydratés, au lieu de *Glycérine*, une autre substance, qui est l'Ethal. — L'huile de palme contient exceptionnellement de la *Glycérine libre* ; il suffit de faire bouillir cette huile dans de l'eau pour avoir une certaine quantité de ce corps remarquable.

voir dissolvant très-étendu, puisqu'elle dissout la plupart des corps que l'eau, l'alcool et l'éther dissolvent.

La *Glycérine* qui provient de la saponification des corps gras par les alcalis est rarement pure ; elle renferme souvent de la chaux ou des oxydes métalliques, et a parfois une réaction acide. Celle qui est fournie par la décomposition des corps gras au moyen de la vapeur d'eau surchauffée, est moins impure ; mais elle doit être purifiée par distillation, si elle est destinée à l'usage de la médecine.

La *Glycérine* qui n'est pas purifiée prend une odeur de rance très-forte.

La *Glycérine*, pour être propre aux besoins médicaux, doit remplir les conditions suivantes :

Marquer de 28° à 30° à l'aréomètre de Baumé ;

Ne pas rougir le papier de tournesol et ne pas verdir le sirop de violettes ;

Ne pas être troublée par l'acide oxalique et les sels solubles de baryte ;

Ne donner lieu qu'à un léger trouble opalin, si on la traite par l'azotate d'argent ;

Ne point changer de couleur quand on y ajoute du sulfhydrate de soude, ni quand on la fait bouillir avec la potasse caustique ;

Se dissoudre entièrement par la seule agitation : 1° dans un volume égal d'alcool acidulé (alcool, 100 parties, acide sulfurique, 1 partie) ; 2° dans deux volumes d'alcool éthéré (alcool, 100 parties, éther sulfurique, 50 parties) ; sans qu'il se forme aucun dépôt, soit grenu, soit floconneux ou sirupeux, même après douze heures de mélange ;

Eprouver une combustion complète et ne laisser aucun résidu.

La *Glycérine* se mélange avec une égale facilité aux préparations aqueuses et alcooliques, et s'incorpore sans difficulté aux corps gras. On a vu que tous ou presque tous les corps solubles dans l'eau sont solubles dans la *Glycérine*. Elle est donc, soit comme dissolvant, soit comme excipient, un produit des plus utiles à la pharmacie.

Par la vertu qu'elle possède de délayer ou de dissoudre la matière sébacée, et d'activer, au besoin, cette sécrétion languissante ; par l'action bienfaisante qu'elle exerce sur les muqueuses apparentes, irritées ou enflammées ; par sa grande puissance de pénétration, qui facilite ainsi l'absorption des médicaments, la *Glycérine* est un des plus précieux auxiliaires de l'art de guérir.

Elle a, sur la majeure partie des dissolvants et excipients, des avantages qui la font préférer. Les corps gras, par exemple, outre leur impuissance d'*imbibition*, sont entachés d'inconvénients très-graves : ils rancissent promptement sur les points où on les applique, perdent leurs propriétés adoucissantes, et deviennent même irritants ; (1) ils bouchent les pores de la peau, arrêtent la transpiration, causent de

(1) La pommade mercurielle double (onguent napolitain), si fréquemment employée encore sur les chancres vénériens, dispose au phagédénisme (ulcères rongeants), surtout quand elle est rance, d'après Littré et Robin.

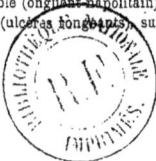

l'irritation locale, augmentent l'inflammation et provoquent bientôt la suppuration. De plus, leur usage est incommode; ils tachent les vêtements et les appareils; ils forment sur les surfaces d'application une couche que l'on ne peut enlever qu'à l'aide de lavages répétés au savon.

Malgré ses propriétés spéciales et importantes, qu'on ne saurait méconnaître sans ignorance, injustice ou entêtement, et loin des opinions extrêmes de ses critiques et de ses propagateurs enthousiastes, nous n'hésitons pas à déclarer, à la suite de nos expériences et de notre étude à ce sujet, que la *Glycérine*, appliquée isolément et à titre de remède principal, nous paraîtrait ne pouvoir rendre de sérieux services que dans des cas peu graves et très-limités ; mais qu'elle est susceptible, faisant partie de mélanges confectionnés selon les règles de l'art, d'augmenter l'énergie et d'étendre l'utilité de ces compositions.

C'est en considération de son pouvoir dissolvant, de sa vertu onctueuse, de sa propriété de n'être ni siccative ni vaporisable, et de sa puissance de pénétration, que nous avons compris la *Glycérine* dans notre formule, non point exclusivement comme excipient, mais encore à titre de base constituante des plus utiles, devant joindre son action salutaire à celle des substances auxquelles elle est associée. (1)

Ainsi que nous le démontrons ci-après, en outre de la quantité de *Glycérine* à l'état libre, il en entre, dans notre *Topique*, une certaine partie à l'état de combinaison, par suite de son existence dans la composition élémentaire de deux des matières (vin rouge et jaune d'œuf) introduites dans notre préparation.

2. — Miel blanc purifié.

Le *Miel* (*mel album*) — personne ne l'ignore — est une matière sucrée aromatique, dont les abeilles (*Apis Mellifica*) puisent les éléments sur les glandes nectarifères des fleurs, et qui est ensuite déposée par ces hyménoptères dans les alvéoles de leurs ruches comme une réserve alimentaire pour la saison froide.

Quoique élaboré par les abeilles, le *Miel* a conservé toute son origine végétale ; il est formé :

1° D'une grande quantité de sucre grenu ou glycose, semblable au sucre solide de raisin et au sucre solide qui résulte de l'action des acides sur le sucre de canne ou l'amidon, et, comme eux, faisant dévier vers la droite le plan de la lumière polarisée ;

2° D'une petite quantité de sucre de canne, qui dévie également vers la droite le

---

(1) En 1860, nous avons proposé un *Glycérolé antiherpétique* dont nous avions déjà obtenu de très-bons résultats. M. le professeur Bouchardat ayant honoré notre formule de son insertion dans le *Répertoire de Pharmacie*, un médecin des hôpitaux de Paris eut idée d'en faire l'essai, et signala son efficacité dans la *Gazette des hôpitaux* (2ᵐᵉ trimestre 1861). Depuis lors, MM. Dorvault, Descham ps, Philippe, etc. etc., ont bien voulu donner une place à cette formule dans leurs diverses publications professionnelles, (V. *Officine de* 1872, page 522 1ʳᵉ col., et *Compendium de Pharmacie* de 1868, page 487, 1ʳᵉ col.).

plan de la lumière polarisée, mais dont l'action sur ce plan est intervertie vers la gauche par les acides, ce qui n'a pas lieu pour le glycose concrétionné ;

3° De sucre incristallisable, analogue au sucre non cristallisable qui provient de l'action des acides sur le sucre de canne ou l'amidon, mais exerçant une déviation à gauche beaucoup plus marquée sur la lumière polarisée ;

4° D'une matière sucrée analogue à la *Mannite* (principe actif de la manne ;)

5° D'une substance colorante jaune (mélichroïne) ;

6° D'un principe aromatique ;

7° D'un acide libre (acétique ?) ;

8° De cire.

Le *Miel* de bonne qualité est solide en hiver, mou en été, jamais liquide ; sa couleur est d'un blanc plus ou moins pur, ou d'un jaune plus ou moins foncé ; son odeur est spéciale et en général aromatique ; sa saveur est sucrée et agréable. Soumis à l'action de la chaleur, le *Miel* pur fond et devient plus fluide. Soluble dans l'eau froide ou chaude, ainsi que dans l'alcool faible, il est insoluble dans l'alcool anhydre, l'éther, les huiles essentielles et les corps gras. Exposé à l'air, il s'altère facilement, entre en fermentation et acquiert bientôt une saveur aigre due à la présence de l'acide acétique.

Pour servir aux besoins de la pharmacie, le *Miel* doit être pur, c'est-à-dire se liquéfier sous l'influence de la chaleur, ne pas donner de coloration bleue par la teinture d'iode, et ne pas occasionner de précipité par l'azotate de baryte.

Alors même qu'il peut revêtir tous ces caractères, il convient de le purifier selon le procédé indiqué dès 1842 par Deschamps (d'Avallon).

Ce procédé consiste à placer un pot de *Miel* dans un poêlon qui contient de l'eau, et à faire bouillir l'eau pendant deux heures. Après ce temps, on laisse refroidir le tout, et on enlève la partie supérieure du *Miel*, qui contient la plus grande partie de la cire.

Le *Miel*, appliqué sur les parties enflammées, est très-onctueux et très-adoucissant ; c'est un sédatif (1). Néanmoins, sur les engorgements, il exerce une action résolutive, et sur les solutions de continuité, une action excitante et cicatrisante marquée. Aussi, les anciens hippiâtres employaient souvent le *Miel* comme *topique*, soit seul, soit mélangé à certaines substances (son, farine, savon vert, térébenthine). Ils l'appliquaient sur les parties douloureuses ou phlogosées, et s'en servaient dans le traitement des *plaies blafardes,* des *crevasses*, des *furoncles ,* des *contusions*, etc., etc. D'après la plupart des publicistes vétérinaires, le *Miel* est précieux pour les mamelles engorgées et douloureuses ; il réussit bien aussi à calmer les douleurs et l'engorgement produits par les piqûres des insectes, etc., etc.

(1) Les propriétés sédatives du *Miel* semblent être connues depuis les temps les plus reculés.

Le sirop de dentition du docteur Delabarre et le mellite du docteur Barrallier, deux compositions analogues, sinon identiques, sont des applications de ce principe.

De plus, le *Miel* ne présente pas, comme les émollients mucilagineux, par exemple, l'inconvénient d'amener à la longue des engorgements froids et tenaces, de ramollir les chairs, etc., etc.

Rappelons, enfin, que de toutes les substances végétales, le sucre dissous est celle qui, à densité égale, présente le plus grand pouvoir d'*endosmose*. Ceci nous paraît très-important pour expliquer, en partie du moins, la rapidité d'action du *Miel* en *topique* dans un grand nombre de cas.

Tous les avantages offerts par la composition chimique et les propriétés thérapeutiques du *Miel* méritaient bien d'être mis à profit par la médecine humaine pour combattre un nombre considérable de lésions externes. Et pourtant, si on compulse les pharmacopées modernes, si on consulte les manuels de matière médicale, si on interroge les traités de thérapeutique, que trouve-t-on au sujet de l'emploi externe de cette substance si utile? Peu de chose, sinon rien.

L'hippiatrique, moins encombrée, il est vrai, à l'endroit de la matière médicale, mais dont on ne saurait néanmoins trop louer les labeurs intelligents ainsi que les progrès très-accentués, est peut-être aussi moins dédaigneuse, moins inconstante, plus portée à l'initiative, et nous a, pour ainsi dire, ouvert la voie sur ce point. Nous n'avons qu'à nous féliciter de l'y avoir suivie.

3. — Vin rouge.

Les *Vins,* on le sait, sont des liqueurs alcooliques résultant de la fermentation du jus ou moût de raisin. Les *Vins* rouges contiennent tous, mais dans des proportions variables :

De l'eau ;
De l'alcool ;
Du sucre indécomposé ;
Du tannin ;
Des acides malique et acétique ;
Des bi-tartrates de potasse, de chaux et de fer ;
Du sulfate de potasse ;
Du chlorure de calcium ;
Une matière colorante jaune ;
Une matière colorante bleue ;
Une matière extractive grasse ;
Une matière azotée ou ferment ;

M. Pasteur a, en 1858, découvert la présence constante de la *Glycérine* parmi les produits de la fermentation alcoolique, notamment dans le *Vin ;* ensuite, il a reconnu, dans tous les *vins*, l'existence de la gomme combinée à du phosphate de chaux. M. Lebaigue a constaté dans le *vin* la présence fréquente du manganèse.

On n'ignore pas que, soutiré des cuves de fermentation dans des tonneaux, le *Vin* continue à fermenter dans ceux-ci pendant plusieurs mois ; à mesure qu'il s'alcoolise, il laisse précipiter son tartre et se purifie complétement. C'est cette purification toute naturelle qui donne lieu à un dépôt au fond des tonneaux, qu'on appelle *lie*.

Généralement, au bout de deux ou trois ans, un *Vin rouge* de bonne qualité, du midi de la France, naturel, c'est-à-dire exempt de coupage et non-plâtré, est arrivé à cet état qu'on qualifie de suffisamment *dépouillé*. Il possède alors une stabilité qui lui permet de subir les transports les plus longs sans éprouver la moindre altération. Evaporé au bain-marie, il fournit de 20 à 30 grammes d'extrait mou par litre. D'après M. Filhol, de Toulouse, les *Vins rouges* renferment une quantité d'extrait, de consistance pilulaire, qui varie de 18,90 à 28 grammes par litre.

Le *Vin rouge*, par ses vertus toniques et astringentes, qu'explique clairement sa composition chimique, est employé encore quelquefois, par la Médecine humaine comme par les vétérinaires, en lotions, injections et applications, soit seul, soit associé au sucre, ou bien chargé de principes aromatiques. La Médecine des animaux se sert aussi de la *lie de Vin* — qui est un mélange des sels du vin, de ferment, de matière colorante et de débris atténués du raisin — comme fortifiant et résolutif.

Mais l'extrait mou de *Vin rouge*, introduit dans diverses préparations à usage externe, jouit de propriétés thérapeutiques incontestables et justement appréciées autrefois. Le *Baume de Geneviève* et le *Baume du Samaritain,* deux compositions jadis très-employées contre les *ulcérations*, les *brûlures,* les *contusions*, les *plaies*, etc., etc., avaient pour base essentielle l'extrait de *Vin rouge*.

Pourquoi certains auteurs se permettent-ils de fausser ainsi les formules que nous ont léguées nos devanciers? Pourquoi a-t-on supprimé le *Vin rouge* dans le *Baume de Geneviève?* Nous partageons pleinement à cet égard l'opinion de Deschamps (d'Avallon); et non-seulement nous pensons que cette suppression, que rien n'autorise, est malheureuse, mais encore qu'elle est une des causes de l'abandon de ce médicament, ainsi dépossédé de son principal élément d'efficacité.

A titre de simple mention, nous rappellerons ici que l'*extrait de vigne,* qui se prépare en évaporant le suc exprimé des jeunes bourgeons de la vigne, reprenant l'extrait par l'alcool et faisant évaporer de nouveau, est employé dans quelques contrées comme astringent, et contre les taches de rousseur.

En introduisant le *Vin rouge,* — ou plutôt son extrait — dans notre *Topique,* nous nous sommes à la fois conformé aux enseignements théoriques et à ceux de la pratique de nos prédécesseurs. L'expérience nous a depuis longtemps prouvé que les anciens avaient grandement raison de faire usage de cette substance, et les faits nous confirment tous les jours que notre inspiration à cet égard a été des plus heureuses.

4. — Jaune d'Œuf.

Les œufs de tous les gallinacés peuvent servir indistinctement à fournir le jaune propre à l'usage médical.

La composition chimique du *Jaune d'Œuf* est très-complexe. On y trouve, d'après M. Gobley, les principes suivants :

De l'eau (50 °/₀) ;
De la vitelline (albumine spéciale) ;
De la margarine et de l'oléine (huile grasse) ;
De la cholestérine ;
Des acides margarique et oléique ;
De l'acide phosphoglycérique ;
Du chlorhydrate d'ammoniaque ;
Des chlorures de sodium et de potassium ;
Du sulfate de potasse ;
Des phosphates de chaux et de magnésie ;
De l'osmazôme ;
Des matières azotée et colorante ;
De l'acide lactique ;
De l'ammoniaque ;
Du fer.

Le *Jaune d'Œuf* renferme, en outre, une assez forte proportion de soufre. De plus, M. Chatin y a signalé l'existence de l'iode.

Suivant M. Filhol, la matière colorante du *Jaune d'Œuf* est très-analogue à la matière colorante jaune des fleurs (xanthine) et à la matière colorante verte des feuilles (chlorophylle). Elle verdit par l'acide chlorhydrique, et peut se dédoubler alors en deux composés jaune et bleu.

Le *Jaune d'Œuf* en nature et dans son état de pureté n'est point employé par la thérapeutique externe ; il n'est utilisé qu'en pharmacie et pour émulsionner les substances résineuses et huileuses. La médecine vétérinaire en fait aussi rarement usage. Néanmoins, il est reconnu qu'à l'état frais, il peut être étendu avec avantage sur des parties extérieures, délicates, frappées d'une vive inflammation.

On retire du *Jaune d'Œuf* une huile grasse en le faisant durcir, le soumettant ensuite à la pression et à une chaleur modérée. Cette huile est d'une belle couleur jaune et d'une saveur très-douce ; elle est peu soluble à froid dans l'alcool, mais soluble en toutes proportions dans l'éther sulfurique. Jadis très-estimée pour la guérison des *gerçures du mamelon*, des *engelures* et des *hémorrhoïdes,* elle n'est pour ainsi dire plus usitée aujourd'hui, à cause surtout de son prix élevé.

D'après M. Ed. Sichel, cette huile existerait dans le *Jaune d'Œuf,* combinée avec la vitelline ; cette combinaison, détruite par la coction, serait dédoublée par l'éther, et dissoute sans altération par la glycérine. Le *Jaune d'Œuf* en nature est également soluble dans la glycérine, et donne lieu à un glycérolé particulier que M. Sichel a appelé *Glyconine.*

On a vu, par les expériences de M. J. Béclard, que les *émulsions* (1) traversent plus facilement les membranes que les corps gras en nature. Or, le *Jaune d'Œuf* est une *émulsion* naturelle plus parfaite encore que celle des pharmacies, puisqu'il consiste en une dissolution de vitelline (substance albuminoïde), tenant en suspension une huile neutre. Les corps gras, une fois émulsionnés, se trouvent par là même préparés à l'absorption. Le phénomène d'imbibition précède, ainsi qu'on l'a vu, l'absorption par la peau, dont l'épiderme, en rapport avec l'air atmosphérique est plus ou moins sec. N'oublions pas, à cet égard, que l'albumine constitue, sous le rapport de l'absorption, un liquide bien remarquable, parce qu'il y a peu de substances qui attirent l'eau vers elles avec autant d'énergie. Dès lors, elle imbibe facilement les tissus. Enfin, de toutes les substances animales, c'est celle qui possède le plus grand pouvoir d'*endosmose*.

C'est la présence du *Jaune d'Œuf* dans notre *Topique* qui donne à ce produit, traité par l'eau, tous les caractères d'une *émulsion* très-étendue ; en cet état de solution, son aspect a aussi beaucoup d'analogie avec celui d'un soluté aqueux de savon coloré.

Réuni en proportions convenables aux substances dont nous avons décrit les propriétés, et auxquelles il est parfaitement miscible, le *Jaune d'Œuf,* dont les vertus médicatrices dérivant de sa composition chimique ne sont point contestées, concourt d'une façon très-heureuse à la formation d'un composé spécial dont l'action sûre et précieuse ne saurait tarder à être reconnue et mise à profit par les membres intelligents de la famille médicale.

5. — Sucs ou extraits de Végétaux non-toxiques.

L'association bien combinée, et faite avec tous les soins qu'exige une préparation de cette nature, des matières dont nous venons de rappeler et développer les principes, constitue un *produit iatraleptique* d'une remarquable efficacité.

Néanmoins, nous avons cherché à accroître, autant que possible, sa puissance, — sans lui faire perdre toutefois sa complète innocuité — en lui adjoignant les sucs dépurés ou les extraits aqueux de diverses plantes.

Du jour où la chimie a fait tomber, devant ses belles découvertes, la majeure partie de la vieille thérapeutique, la plupart des plantes autrefois employées ont été proscrites. Beaucoup peut-être le méritaient ; mais dans le nombre n'en était-il pas aussi beaucoup qui devaient trouver grâce ?.... Nous n'hésitons pas à déclarer que telle est notre pensée. Aussi, croyons-nous fermement qu'il serait désirable de voir reprendre d'une manière sérieuse l'étude des plantes indigènes au point de vue de leur application à l'art de guérir. .

(1) On a donné le nom d'*Emulsion* à une préparation pharmaceutique dans laquelle l'eau tient en suspension, à la faveur de certaines substances visqueuses (Mucilages, liquides albumineux), un corps gras liquide, lequel se trouve ainsi divisé en particules d'une finesse extrême.

Nous nous bornerons à énoncer succinctement les végétaux employés dans la composition de notre *Topique*, ainsi que leurs propriétés pour l'usage externe.

1° La racine d'*Aunée (Inula helenium)* contient :

Une résine âcre ;
Une huile volatile ;
Un stéaroptène (camphre d'Aunée) ;
Une glucoside particulière (Inuline) ;
Une forte quantité d'extractif amer (37 %).

L'inuline ne forme pas gelée avec l'eau ; elle est très-soluble dans l'eau bouillante, insoluble dans l'alcool, et n'est pas bleuie par l'iode. La résine âcre se dissout dans l'eau à la température de l'ébullition. Nous avons tenu compte de ces particularités dans la préparation de l'extrait aqueux, — le seul employé par la médecine, même à l'intérieur — afin qu'il ne contienne ni fécule ni résine.

On connaît la vertu dont jouit le décocté de racine d'*Aunée,* d'apaiser presque instantanément les *démangeaisons dartreuses.*

2° La Racine de Bardane *(Lappa major)* renferme :

De l'inuline ;
Du carbonate et du nitrate de potasse ;
Une matière céro-oléagineuse verdâtre.

Le décocté, employé en lotions, partage, avec le décocté d'*Aunée ,* la propriété très-marquée d'apaiser promptement le *prurit dartreux*. On en fait un extrait aqueux. Plusieurs auteurs affirment que les feuilles de *Bardane* sont plus actives que la racine ; contusées, elles ont été employées sur les *Ulcères*, sur les *plaques de la Teigne* et sur les *croûtes laiteuses*. On a beaucoup vanté, pour la guérison des *Ulcères,* une préparation obtenue en mélangeant parties égales de suc de feuilles de *Bardane* et d'huile d'olive.

Aussi employons-nous simultanément l'extrait aqueux de la racine et celui du suc dépuré des feuilles.

3° La Racine de *Gentiane (Gentiana lutea)* contient :

Un principe colorant jaune cristallin (gentisin) ;
Un principe odorant fugace ;
Une substance glutineuse ;
Une matière huileuse verdâtre ;
Du sucre incristallisable ;
De la gomme ;
De l'acide pectique ;
Une huile volatile ;
Un principe amer cristallisable (gentianin).

Pour en obtenir un extrait, on traite cette racine soit par l'eau froide, soit par l'eau chaude, ou bien avec l'alcool faible. On a ainsi trois sortes d'extrait : le premier est celui que nous préférons ; le second est destiné à l'usage vétérinaire.

La *Gentiane* est rarement employée à l'extérieur, et seulement par la médecine des animaux. Cependant, on a admis que la poudre et la teinture peuvent servir à animer les *plaies blafardes* et *étendues,* et à panser les *solutions* de *continuité anciennes,* on *envahies par la vermine.*

4° Le *Souci de Vigne (Calendula arvensis)* renferme notamment du nitrate de potasse et un mucilage appelé *calenduline.*

Les feuilles, jetées sur des charbons ardents, fusent comme du nitre ; contusées et appliquées sur les *verrues* et les *cors,* elles les détruisent ; sur les *tumeurs,* elles les résolvent. Les fleurs passaient jadis pour *anti-cancéreuses.*

Nous employons l'extrait aqueux des fleurs et parfois celui du suc dépuré des feuilles.

5° La *Grande Chélidoine (Chélidonium majus)* contient principalement un suc jaune et âcre, de la chélidonine, de l'acide chélidonique, et un alcaloïde, la chélérythrine ou pyrrhopine.

La décoction de la plante entière est employée dans diverses contrées pour tuer les vers des pieds des chevaux. Le suc est un remède populaire pour détruire les *verrues* et les *cors.* Certains empiriques en font un collyre pour les animaux, très-efficace pour combattre la cataracte commençante chez les chevaux.

La médecine de l'homme fait rarement usage de cette papavéracée contre les affections externes. Les formulaires ne mentionnent qu'un mellite de *Chélidoine* préparé avec parties égales de suc de cette plante et de miel. On l'emploie à l'extérieur, comme *détersif.* — M. Rademacher a préconisé, en 1855, divers emplois internes et externes de la *Chélidoine,* soit à l'état de plante entière, soit à celui d'extrait ou d'alcoolature. — Nous avons déjà dit (page 18) que, dès 1860, nous avons proposé un Glycérolé anti-herpétique contenant de la *grande Chélidoine* à l'état d'extrait et d'alcoolature. Dans la composition de notre *Topique,* nous faisons entrer parfois le suc fermenté de cette plante, et plus souvent l'extrait obtenu avec le suc dépuré.

6. — Huiles volatiles.

Nous aromatisons notre *Topique* distinctement, c'est-à-dire selon les substances végétales ajoutées, par l'addition des essences suivantes :

1° Le mélange à parties égales des huiles essentielles de quelques labiées *(Marjolaine, Origan, Serpolet, Hysope, Sariette, Romarin)* ;

2° L'huile essentielle de *Verveine odorante* (Verbena triphylla) ;

3° L'huile essentielle de *Geranium* (Geranium Odoratissimum), appelée aussi essence de *Pelargonium* ou de *Palmarosa* ; elle est analogue à celle de Rose. On sait que la plus grande partie de celle vendue pour cette dernière n'est que de l'essence de *Pelargonium.*

Toutes ces huiles volatiles, non acides, sont, on le sait, des médicaments fortement stimulants ; plusieurs d'entr'elles ont des propriétés résolutives.

Nous les mélangeons d'abord à une certaine proportion de Glycérine, pour fa-
ciliter la division dans la masse et condenser l'odeur.

VIII

Action et Effets du Topique-Fabre.

Notre *Topique* agit avec une puissance et une activité vraiment exceptionnelles :

1° Comme *fondant* ou *abortif,* contre les *panaris,* les *engorgements glanduleux
ou ganglionnaires,* les *tumeurs,* les *abcès,* le *goître,* le *carreau,* les *hémorrhoïdes,*
les *engelures,* les *ecchymoses,* etc., etc. ;

2° Comme *résolutif,* sur les *abcès, furoncles, phlegmons, pustules, engorgements*
ou *tumeurs* qu'il n'est plus temps de faire fondre ou avorter, et qu'il convient d'a-
mener promptement à maturité ;

3° Comme *calmant* ou *sédatif,* dans le traitement de toutes les affections externes ou chirurgicales chez les sujets à tempérament nerveux, où s'introduit avec
tant de fréquence et de facilité cet ennemi redoutable, la *douleur* ;

4° Comme *détersif* et *stimulant,* dans le pansement des *plaies blafardes, ichoreuses, sanieuses,* des *ulcères atoniques* ou *indolents,* et des *ulcérations* de toute
nature ;

5° Comme *cicatrisant* ou *modificateur,* sur les *plaies, blessures* et *ulcères* en général, les *excoriations,* les *fistules,* les *brûlures,* les *solutions de continuité,* les
gerçures et crevasses, les *dermatoses simples* ou *compliquées (démangeaison, irritation, suppuration* ou *desquamation de la peau),* etc., etc.

En outre, notre *Topique* possède la faculté surprenante et incomparable d'arrêter, avec une prodigieuse rapidité, *l'écoulement blennorrhagique,* et de faire disparaître, avec une non-moins grande promptitude, toutes les autres *lésions vénériennes* ou *syphilitiques.* (1)

L'effet de notre *Topique* sur les *plaies* et *blessures* en général peut s'analyser
ainsi : Apaisement et disparition de la douleur; avortement ou disparition rapide
du gonflement; inflammation éteinte; peu ou point de réaction générale; suppuration
accélérée ou retardée, accrue ou diminuée; absence de toute décomposition du pus;
jamais d'étranglement; rarement de mauvaise odeur; cicatrisation prompte; conso-
lidation rapide des fractures.

(1) Tous les médecins savent combien l'absorption est active sur la muqueuse des organes de la génération ;
les faits nombreux de syphilis chez l'homme démontrent la puissance de cette absorption. — On a dit que, dans
le moyen-âge, à Venise, beaucoup de courtisanes furent empoisonnées par l'introduction criminelle de substances vénéneuses dans le vagin qui, absorbant avec rapidité les particules introduites, devenait ainsi l'intermé-
diaire de l'empoisonnement. — Cette absorption remarquable explique en grande partie les effets véritablement
merveilleux de notre *Topique* en application sur les organes génito-urinaires.

Comme le *Topique-Fabre* paraît agir sur les propriétés vitales des tissus plutôt que sur leur matière constituante, qu'il modifie les fonctions locales des parties sans altérer leur organisation, et qu'il produit des *effets immédiats,* on peut dire que son *action* est *spécifiquement physiologique* et qu'il mérite d'être classé parmi les médicaments à *effets essentiellement positifs.*

IX

Propriétés particulières et avantages principaux du Topique-Fabre.

Lorsqu'il s'agit des produits résultant des combinaisons soumises aux lois de la chimie, on sait qu'il n'y a aucune corrélation nécessaire entre les propriétés d'un corps composé et celles de ses éléments constituants. Mais il n'en est pas de même pour les préparations ressortant de la pharmacie galénique, les substances s'y trouvant à l'état de simple mélange, n'ayant subi ni altération ni décomposition, et ayant par suite conservé tous leurs caractères propres, leurs pouvoirs distincts, capables de donner à l'action commune cette force réalisée par l'union, cette puissance qu'elles ne sauraient avoir en agissant isolément.

Il est facile, d'après ce principe, et connaissant les vertus spéciales de chacune des matières formant notre composition, d'être fixé sur les propriétés particulières du *Topique-Fabre,* propriétés qui découlent, du reste, de son action physiologique.

Nous n'avons donc qu'à énoncer ici les avantages principaux offerts par ce nouvel *agent iatraleptique,* et qui sont, ou le corollaire, ou le complément, ou la conséquence naturelle, de ses propriétés thérapeutiques :

1° Notre *Topique* est onctueux, calmant et adoucissant, contrairement à l'alcool, dont l'action est des plus irritantes ;

2° Il ne présente aucun des inconvénients attachés à l'emploi des corps gras ;

3° Il ne risque pas, comme les maturatifs et détersifs ordinaires (émollients mucilagineux ou féculents, pommades ou onguents résineux ou métalliques), d'occasionner des engorgements chroniques, de ramollir les chairs, ou de ronger inutilement les tissus ;

4° Il supprime heureusement, dans la majorité des cas, l'emploi des caustiques, ainsi que celui des préparations contenant soit des métaux ou oxydes métalliques, soit des métalloïdes ou sels métalloïdiques, ou des alcaloïdes ;

5° Il surpasse en efficacité et en commodité les emplâtres, les liniments, les savons et saponés, les lotions, les injections, et enfin tous ces remèdes douteux ou dangereux que les préjugés et la force de l'habitude font encore employer ;

6° Il se conserve indéfiniment, sans jamais subir la moindre altération, si on le tient à l'abri de l'air, de la chaleur et de l'humidité ;

7° Il ne tache pas la peau, le linge, les vêtements et les appareils de pansement : Un simple lavage à l'eau froide ou tiède suffit pour l'enlever ;

8° Il a une odeur agréable, et qui ne rappelle en rien celle des autres médicaments à usage externe ;

9° Enfin, par sa composition toute particulière, par ses applications diverses et nombreuses, toujours faciles, exemptes d'ennuis, de désagréments et de dangers, il diffère essentiellement de tous les *Topiques iatraleptiques,* qu'il remplace pour la plupart et avantageusement, et doit être considéré comme le vrai, le seul *spécifique,* de toutes les manifestations pathologiques non-diathésiques surgissant à la surface du corps.

X

Indications générales sur le mode d'emploi.

Le *Topique-Fabre* s'emploie tantôt en frictions et tantôt en applications onguentaires et emplastiques. Mais comme on facilite singulièrement l'absorption cutanée au moyen des frictions, on doit frictionner la partie malade toutes les fois que cela est possible.

Dans certains cas de *blennorrhée* ou *gonorrhée* chronique, et de *blennorrhagie syphilitique* ou *virulente,* on peut aussi faire des injections avec notre *Topique,* amené en consistance de liquide épais par l'addition, au mortier, de la moitié de son poids de *Glycérine purifiée.*

Pour combattre les *hémorrhoïdes* non-fluentes ou internes, on doit introduire dans le rectum, à l'aide d'une grosse bougie en gomme élastique, ou d'une seringue-Ricord, ou mieux encore d'un porte-pommade en bois, quantité suffisante du *Topique,* de consistance naturelle, sans aucune addition, mais en ayant néanmoins le soin, tout d'abord, d'humecter légèrement les parois de l'instrument avec de la *Glycérine médicinale,* afin de rendre plus prompte et plus facile l'application du médicament.

On procède de la même manière lorsqu'il s'agit, chez les personnes du sexe, d'appliquer le *Topique* à l'intérieur du vagin.

Dans la généralité des circonstances, nous recommandons de ne point rejeter, lorsqu'on renouvelle le pansement, la portion de *Topique* restée sur le linge, mais de la recouvrir — après avoir enlevé les matières purulentes ou sanguinolentes — d'une nouvelle et suffisante quantité devant remplacer celle qui a été absorbée. Toutefois, dans certains pansements, entr'autres celui des *dermatoses,* des *fistules,* des *plaies* et *ulcères,* par exemple, s'il y a sécrétion abondante, et dans le doute où on peut se trouver sur la nature de la lésion, il est prudent de rejeter, à chaque pansement, le linge et le *Topique* employés dans le pansement précédent.

Nous avons dû rappeler que les muqueuses uréthrales et vaginales absorbent facilement les agents thérapentiques. A cet égard, il ne faut point perdre de vue qu'il y a une distinction à établir entre une muqueuse saine revêtue de son épithélium et une surface ulcérée. Quand on est en présence de surfaces suppurantes, l'absorption devient moins active et moins régulière. Lors donc qu'on a à faire l'application du *Topique-Fabre* pour combattre des états pathologiques de ce genre, le médecin ne doit point omettre de prescrire tous les soins de propreté compatibles avec le siége et la nature du mal, dans le but de maintenir les tissus dans les conditions les plus favorables possible de fonctionnement.

Une observation générale et très-importante, dans le traitement des lésions qui nécessitent des lotions ou lavages quelconques, c'est de bien débarrasser la partie malade de toute humidité avant l'emploi ou la réapplication de notre *Topique*.

Certains auteurs prétendent que les *plaies* des *brûlures* n'ont pas un pouvoir absorbant aussi intense que celui des autres *plaies*. Nous ne sommes point en mesure de vérifier cette assertion. Néanmoins, nous serions porté à l'admettre, à cause des qualités fortement acides de la matière sécrétée par les surfaces cutanées malades. Mais, si on a le soin, au préalable, de neutraliser cette sécrétion considérablement acide au moyen d'une seule lotion ou fomentation alcaline (eau de chaux ou soluté de carbonate de sonde), notre *Topique*, appliqué ensuite sur la *plaie* bien essuyée, fait disparaître totalement la cuisson en exerçant une action calmante sur le système nerveux de la peau, et accélère puissamment le travail de cicatrisation, ce qui prouve qu'il est vraiment et rapidement absorbé.

Son application, même peu prolongée, sur les *glandes mammaires engorgées* ou *enflammées*, dissipe bientôt et presque entièrement la sécrétion laiteuse ; on atténue cette conséquence de l'action vigoureuse du *Topique-Fabre* en administrant règulièrement, et en quantité suffisante, une *poudre galactopœtique*.

Enfin, lorsqu'on l'étend sur la peau dénudée (*brûlures*, *solutions* de *continuité* et *plaies* en général) ainsi que sur des *panaris*, *abcès*, *tumeurs*, etc., où l'épiderme est devenu plus sensible ou s'est ramolli, notre *Topique* donne lieu à une excitation qui occasionne le plus souvent une douleur très-vive, mais de courte durée. Son emploi sur les *panaris tendineux* surtout, semble augmenter la souffrance intolérable que causent les élancements. C'est au médecin, déjà prévenu lui-même, à avertir, encourager et convaincre le malade, afin de persévérer dans un traitement au bout duquel se trouve inévitablement la guérison, si on ne l'abandonne trop hâtivement.

XI

A l'appui de l'énumération que nous venons de faire de l'action et des effets, des propriétés particulières et des avantages principaux de notre *Topique,* nous croyons devoir reproduire, par ordre de date, plusieurs attestations, parfaitement dignes de foi, qui nous ont été adressées par quelques-uns des honorables médecins auxquels nous avions eu recours pour essayer et propager notre préparation.

Bien que ces diverses expérimentations ne soient point toutes et rigoureusement comparatives, ni complètes, et n'aient pas été faites dans des conditions éminemment favorables, nous pensons qu'on ne les trouvera pas entièrement dépourvues de valeur et d'autorité, et qu'ellesseront prises en considération par les médecins des hôpitaux de Paris, assurément mieux en position que leurs confrères de la province pour faire subir à notre *Topique* toutes les épreuves les plus décisives.

I

Toulon, le 15 novembre 1860.

A Mr D. Fabre-Volpelière.

Je reprends ma lettre d'avant-hier, que j'avais laissée inachevée, pour vous dire que votre *Topique* vient d'obtenir entre mes mains un nouvel et *admirable succès.*

Une pauvre fille Piémontaise, subornée par un de ses compatriotes, après une seule approche, fut tout-à-coup atteinte de forte *gonorrhée* inflammatoire avec *ulcérations syphilitiques* et excoriation des grandes lèvres ; les ulcérations, étant dans le vagin et vers son fonds, étaient très-douloureuses, et le canal uréthral de même lors de l'émission des urines. Je lui prescrivis la poudre des voyageurs pour tisane, et une cuillerée matin et soir de la liqueur de Van Swiéten. Après huit jours de ce traitement, accompagné de bains de siége fréquents, et de l'onguent napolitain comme topique, il y eut plutôt exacerbation que la moindre trace d'amélioration dans les symptômes.

J'eus alors l'idée heureuse de prescrire l'usage de votre *Topique-Fabre* à l'intérieur et à l'extérieur du vagin. Aujourd'hui, — je ne vois cette malade que tous les huit jours — *cessation complète de toutes les douleurs, guérison de tous les chancres et ulcérations, disparution de la gonorrhée,* enfin, guérison presque complète et qui le sera dans huit jours, j'en ai la certitude, eu égard aux résultats déjà obtenus.

J'avais supprimé, dans le traitement, l'emploi de l'onguent mercuriel, mais j'avais fait continuer la tisane diurétique et la liqueur mercurielle, ainsi que les bains de siége. Sur environ trente excoriations aux grandes lèvres, une seule existe encore, mais presque plus douloureuse et qui se rétrécit tellement que demain ou après demain elle n'existera probablement plus.

Tous ces bons effets sont évidemment dus à votre héroïque remède, et un seul pot de votre Topique a produit ce miracle.

Enfin, *j'ai l'intime conviction qu'il ne doit pas exister un médicament contre les maladies syphilitiques qui puisse être comparé à votre Topique ;* et ce dont je ne puis me rendre compte, c'est la promptitude avec laquelle les *gonorrhées* sont si facilement supprimées par le contact du médicament sur des points éloignés du canal de l'urèthre ; les *uréthrites* faisant si souvent le désespoir des médecins, je vous avoue que je regrette de ne plus faire de la médecine que par rares occasions, car je voudrais pousser plus loin mes investigations sur l'emploi de ce précieux médicament.

Recevez, cher confrère et ami, (permettez-moi de prendre ce titre) l'assurance de tout le dévoûment de votre très-humble serviteur.

Docteur ARDOIN,

ex-Chirurgien de marine,
17, rue Lafayette, à Toulon.

II

Marseille, le 28 juin 1861.

Je déclare avoir obtenu, dans ma pratique civile, les meilleurs résultats de l'emploi du *Topique-Fabre*, spécialement dans des cas d'*Adénite chronique*.

En foi de quoi je délivre la présente attestation à Mr D. Fabre-Volpelière.

Docteur BERTULUS,

Chevalier de la Légion d'honneur,
Professeur à l'Ecole de Médecine et de Pharmacie.

III

Agen, le 18 juillet 1861.

Monsieur,

Vous désirez depuis longtemps connaître mon opinion sur l'efficacité de votre *Topique-Fabre* que j'expérimente depuis deux ans. Je dois vous déclarer que j'ai fait des expériences sérieuses et que j'ai acquis la certitude que c'est un moyen précieux, non-seulement comme *fondant*, mais encore comme *calmant de la douleur.*

Votre Topique est un bienfait pour l'humanité !

Trois malades atteints d'*orchite blennorrhagique* ont été calmés une heure après l'application du *Topique* ; ils ont pu continuer leurs travaux et ont obtenu la guérison en peu de jours sans le concours d'autres moyens.

Deux *engorgements* de la *glande mammaire* qui avaient résisté pendant longtemps aux divers traitements employés, ont été résolus dans l'espace de trois mois.

Une dame atteinte depuis plusieurs jours d'*otite aigüe*, compliquée d'*engorgement* des *glandes parotidiennes* et *sous-maxillaires*, avec douleur intolérable contre laquelle on avait employé sans succès la belladone, la morphine, la jusquiame, cataplasmes laudanisés, etc., etc., a été calmée, et le sommeil est arrivé une heure après l'application du *Topique.*

Que je vous dise enfin que j'ai traité quatre *panaris* à l'état le plus aigu, et qu'il n'était plus temps de combattre par la méthode abortive ; les malades ont déclaré que la douleur atroce qu'ils éprouvaient avait été calmée quelques heures après l'application du *Topique*, dont ils avaien couvert le doigt, et qu'il avait favorisé la sortie des esquilles sans trop de douleur.

Je vous prie d'agréer, Monsieur, l'expression de mes sentiments de haute considération et de dévoûment.

Docteur BELLOC,

Chevalier de la Légion d'honneur, ancien médecin en
chef des hôpitaux militaires, lauréat et membre
de plusieurs sociétés savantes, auteur approuvé
par l'Académie de Médecine de Paris, comme
ayant préconisé le *charbon végétal* en médecine.

IV

La syphilographie est sans contredit le point de la science pathologique qui a fait les plus grands progrès dans le plus court espace de temps. Si aucune branche de l'art de guérir n'a donné lieu à d'aussi patients labeurs, à d'aussi savantes recherches, aucune aussi n'a été, à un même degré, le théâtre de plus grandes révolutions dans ses doctrines.

Dès le commencement, les hypothèses les plus variables, les théories les plus contradictoires ont été successivement proposées. A l'*unicisme* qui a régné en maître depuis le XVᵉ siècle jusqu'en 1852, de nombreux opposants finissent par faire succéder le *dualisme*, qui ne tarde pas à triompher, à force de luttes et de discussions.

Mais l'impulsion scientifique partie d'Outre-Rhin, les travaux de l'école micrographique représentée à Paris par Robin, à Montpellier par Rouget, à Strasbourg par Morel, tout devait apporter le germe des idées nouvelles sur la pathogénie des virus.

Cette théorie est encore à son berceau ; mais tout l'avenir de la syphilographie est là. Certainement, dans une époque voisine de nous, elle dissipera les ténèbres qui enveloppent encore les maladies virulentes, en ce qui regarde leur essence intime.

Au milieu de ces doctrines, la médication a nécessairement varié, et les différents modes de traitement ont conséquemment divisé les syphilographes en deux camps, suivant qu'ils considèrent la maladie comme spécifique ou comme une intoxication générale.

En dehors des indications spéciales que la thérapeutique tire de la nature même de la maladie il est des cas généraux que le médecin rencontre fréquemment dans sa pratique. Ici, quel que soit le camp auquel on appartienne, l'indication est la même pour tous. On est d'accord sur le diagnostic comme sur la marche à suivre dans le traitement.

Il ne reste plus que le choix et l'application de l'agent médicateur ; question de forme, il est vrai, mais dans laquelle bien souvent se présentent de nombreuses difficultés.

« Il faut, dans ce cas, un *caustique*, » — D'accord, mais auquel donner le choix ?

— « Un *fondant* aurait, dans cet autre cas, son application. » — Personne n'en disconvient, mais auquel accorder la préférence ?

On le voit, trouver une préparation qui, par sa nature, son action physiologique et son mode d'emploi, soit applicable à la généralité et à la diversité des manifestations pathologiques externes, et puisse avantageusement remplacer, à elle seule, tous les nombreux, variables, incertains ou dangereux moyens de méidcation, était un problème d'une solution aussi difficile qu'importante.

L'auteur du *Topique-Fabre* a heureusement et entièrement atteint ce but, depuis longtemps l'objet de ses infatigables labeurs. Aussi, n'est-ce pas sans raison qu'il donne son produit comme étant aussi *héroïque* qu'il est *inoffensif*.

Malgré notre longue expérience des hôpitaux, et notre pratique civile dans des villes importantes, nous ne connaissions pas encore le *Topique-Fabre*. Des circonstances récentes nous ont permis d'étudier cette innovation et d'apprécier le mérite de son auteur.

Supprimer du même coup les cautérisations, les injections, les onguents, pommades et emplâtres mercuriels, le cubèbe et le copahu, c'est non-seulement opérer une grande et heureuse révolution médicale, mais accomplir une œuvre des plus philanthropiques.

Suivre l'exemple déjà donné par nos confrères nous a paru fort légitime, l'hommage rendu à la vérité constituant un véritable devoir. Expérimenter comparativement le *Topique-Fabre* et attester les résultats obtenus, joindre nos témoignages à ceux si flatteurs du docteur Belloc, le savant auteur du *Charbon médicinal*, du docteur Maurel et de notre ancien et honoré maître, M. le professeur Bertulus, de Marseille, nous a semblé un devoir professionnel.

Observation 1. — La personne qui fait l'objet de notre première observation est un jeune étudiant en médecine : 20 ans, tempérament d'un lymphatisme exagéré. — Les ganglions cervicaux, les ganglions inguinaux, surtout, offrent l'aspect de tumeurs arrondies et mobiles. — Les premiers jours, la tumeur inguinale des deux côtés est indolente. — La peau n'offre aucun changement de couleur.

Cinq jours après, rougeur à la peau, d'abord peu prononcée, puis de plus en plus vive. La tumeur, globulaire dans le début, semble s'élargir sans cesse. Il y a une sensation manifeste de fluctuation. La fièvre et la douleur se déclarent.

Au 8e jour : cataplasmes émollients ; bains.

Aux 9e et 10e jours : indépendamment des moyens précédents, onctions mercurielles et bella_donées.

Les jours suivants, les douleurs sont très-vives ; le malade s'ordonne et s'applique des sangsues.

Au 15e jour : pour éviter à tout prix la suppuration, que le malade craignait beaucoup, nous prescrivons un vésicatoire volant.

Pendant ce temps, traitement général approprié : eau d'orge miellée pour tisane, repos au lit, bouillon.

Au 16e jour : pas de résultat ; nous revenons aux frictions mercurielles et belladonées.

Au 17e jour : *Ut Suprà*.

Au 18e jour : nous employons le *Topique-Fabre*.

Le soir, la tumeur est indolente.

Le 20e jour, le malade se lève, la fièvre a cessé, la peau n'est plus tendue ; sa coloration est normale. — Continuation du traitement.

Dix jours de traitement par le *Topique-Fabre* ont suffi pour guérir le malade.

Observation 2. — *Orchite parenchymateuse syphilitique.*

Un jeune homme de 25 ans, grand, tempérament bilieux. Douleurs vives dans le testicule, qu'augmentent la marche ou les efforts. — Pour nous assurer s'il y a épididyme, nous exerçons une légère compression qui développe une douleur très-intense. — Scrotum tendu, luisant ; l'épididyme ne participe pas au gonflement, mais le canal déférent est plus volumineux qu'à l'état normal. Il est dur ; une sensation obscure de fluctuation nous fait soupçonner un épanchement séreux dans la tunique vaginale. — Fièvre peu prononcée ; mais le malade accuse des douleurs lombaires et une céphalalgie continuelle.

Nous avions, comme dans l'observation précédente, employé les frictions mercurielles et belladonées, mais sans succès marqué.

La pommade suivante :

Axonge.................... 30 grammes.

Iodure de plomb ⎫ de chaque.. 2 id
Extrait de Cigüe ⎭

ne nous avait pas donné de meilleurs résultats. Nous ajoutons, d'ailleurs, que l'iodure de plomb a toujours été, dans nos mains, d'une efficacité à peu près nulle, et que son action comme *fondant*, nous paraît plus que douteuse.

20 sangsues. — bains.

Testicules relevés ; cataplasmes laudanisés.

Tel avait été le traitement quand nous avons employé le *Topique-Fabre*, qui a produit la guérison complète après moins de deux semaines.

Observation 3. — *Orchite*. — Celle-ci était ancienne. — Pas d'augmentation de volume. Légères douleurs à la pression. Mais sitôt que le malade se livrait à un travail quelconque, les douleurs prenaient un caractère d'exacerbation. — Pendant plus d'un mois, nous avons employé tous les moyens ordinaires. L'Iodure de potassium à l'intérieur avait été porté à la dose de 4 grammes par jour. — Pas de résultat.

Inquiet de cet état, le malade nous demande une consultation avec un autre confrère. Nous reçumes sa proposition avec d'autant plus de plaisir qu'à certains moments nous craignions un faux diagnostic et pensions avoir affaire à un cancer encéphaloïde du testicule : l'inappétence du malade, dont le moral était fortement atteint, la teinte jaune-pâle de son faciès, nous le fais.t. on supposer.

Le médecin consulté confirma néanmoins notre premier diagnostic. C'est alors que nous appliquâmes le *Topique-Fabre*.

Le traitement a été long, du moins relativement aux autres cas ; mais après quinze jours, le malade ne se plaignait plus. Nous l'avons revu depuis : son état physique et son état moral sont excellents.

En présence de ces résultats concluants, nous adressons nos sincères et confraternelles félicitations à l'auteur du *Topique-Fabre* et l'autorisons à les publier, afin que les hommes d'initiative appartenant au corps médical puissent employer en connaissance de cause une préparation aussi bienfaisante et aussi précieuse, assurément sans rivale et pleine d'avenir.

Les industriels qui exploitent l'ignorance et la crédulité des malades sont aujourd'hui trop nombreux pour que notre probité scientifique ne nous fasse regarder comme un devoir de prête, notre appui moral et donner des attestations publiques aux savants modestes et distingués qui, comme M. D. *Fabre-Volpelière*, ont rendu, pour employer l'heureuse expression de notre célèbre confrère le docteur *Belloc*, « UN VÉRITABLE SERVICE A L'HUMANITÉ. »

Docteur A. BLANC,
Ex-interne des hôpitaux de Marseille et de Moutpellier,
Inspecteur des pharmacies et médecin des Epidémies de l'arrondissement
d'Arles (Bouches-du-Rhône)

Maussane, près Arles, le 27 juillet 1869.

V

Nous avons employé le *Topique-Fabre* dans le traitement des ulcérations simples ou se rattachant à des diathèses *(syphilis, scrofule, herpétisme)*, dans le traitement des plaies ichoreuses, sanieuses, de mauvaise nature, et en avons obtenu des résultats remarquables.

Quelques observations, entre plusieurs, viennent à l'appui de ce que nous avançons :

1re Observation. — L'enfant J. C.,.., âgé de neuf mois, atteint de *pustules plates syphilitiques ulcérées*, disséminées sur tout le tronc, la région cervicale, etc., soumis aux préparations hydrargyriques à l'intérieur, est très-rapidement guéri des accidents confluents qui se présentent sur l'enveloppe cutanée, par des pansements pratiqués durant quinze jours, au plus, avec le *Topique-Fabre*.

2me Observation. — Madame F....., âgée de 27 ans, tempérament lymphatique, bien réglée, présente, depuis huit mois, un *ecthyma* dont les pustules d'une teinte rouge foncé offrent des ulcérations centrales assez profondes. Moins de vingt jours de l'application du *Topique-Fabre* amène une amélioration très-notable avec cessation de la douleur et disparution complète de l'inflammation. Les ulcérations sont en voie de réparation. Quelques tisanes dépuratives avaient été seules administrées à l'intérieur.

3me Observation. — Madame B....., âgée de 28 ans, tempérament lymphatique, à menstruation régulière, présente un *eczéma impétigineux* de la face et des mains. La maladie est à l'état aigu. Plusieurs moyens émollients, modificateurs de l'affection sécrétante, avaient inutilement été mis en usage. Quelques jours d'un pansement fait avec le *Topique-Fabre* ne tardèrent pas à amener une heureuse modification de l'état local. Des purgatifs et des dépuratifs à l'intérieur achevèrent la guérison.

4me Observation. — M. G. F...., âgé de 16 ans, se fait une blessure profonde au genou gauche. Une *plaie* contuse de 0,10 centimètres se complique d'une *arthrite traumatique*. Des applications froides durant 24 heures amènent un soulagement marqué. Elles sont elles-mêmes remplacées par des pansements méthodiques et répétés à l'aide du *Topique-Fabre*, dont les propriétés antiphlogistiques et cicatrisantes se produisent avec une réelle efficacité.

Nous pourrions multiplier ces observations qui, toutes, viendraient à l'appui des heureux effets obtenus à l'aide de ce *Topique*.

Nous sommes en mesure de certifier authentiquement que le *Topique-Fabre* n'est point un remède secret, car nous en avons vu nous-même préparer par l'auteur une certaine quantité, et il nous a été démontré que cet excellent produit résulte d'une combinaison intelligente et difficile de Glycérine pure, d'un mellite composé, et de diverses substances extractives et végétales.

Ses propriétés adoucissantes, opposées à l'action irritante de l'alcool et aux inconvénients attachés à l'emploi des huiles et des graisses, qui s'opposent à l'absorption des principes médicamenteux, suffiraient à assigner au *Topique-Fabre* la première place parmi les moyens employés pour le pansement des *plaies* et des *blessures* en général.

Nous croyons devoir rappeler ici que la cicatrisation des *plaies*, qui est une reproduction des tissus à l'aide de l'exsudation plastique de lymphe coagulable, est d'autant plus retardée qu'il y a plus d'inflammation de la *plaie*.

Or, un des premiers effets du *Topique-Fabre*, que le savant docteur Belloc, auteur du *Charbon médicinal*, a qualifié de CALMANT DE LA DOULEUR, DE BIENFAIT POUR L'HUMANITÉ, est précisément de combattre l'inflammation. Son application intelligente et régulière permet ensuite d'obtenir une prompte résolution du gonflement inflammatoire dans les arthrites traumatiques ou même rhumatismales ; elle s'oppose à la décomposition du pus, c'est-à-dire à l'infection putride résultant de l'absorption d'un pus vicié et fétide. Avec le *Topique-Fabre*, il n'y a jamais d'étranglement, peu ou point de réaction générale ; la cicatrisation est prompte, exempte de complication quelconque.

C'est, croyons-nous, le seul agent thérapeutique joignant l'innocuité la plus absolue à la plus précieuse puissance.

En résumé, la combinaison heureuse, habile, scientifique et rationnelle, mais non encore publiée, des substances simples et inoffensives qui composent le *Topique-Fabre* ne saurait être considérée comme constituant un remède secret. Elle a produit une importante découverte médico-pharmaceutique, un véritable bienfait, dignes d'approbation et d'encouragement.

Docteur L. GUBIAN (du Peyraud),
Médecin Inspecteur des Eaux Minérales de La Motte.

La Motte-les-Bains (Isère), le 24 août 1870.

XII

RÉSUMÉ

Nous nous étions proposé, en élaborant ce Mémoire, de signaler les erreurs dans lesquelles se meut, depuis trop longtemps déjà, la thérapeutique chirurgicale.

On a vu que nous nous sommes joint à ceux qui ont osé entreprendre de dégager cette partie de la matière médicale des préjugés populaires dont elle est entachée.

Nous nous sommes efforcé de prouver que nous avons, par nos labeurs, contribué à ouvrir une voie nouvelle, plus sûre, plus facile, à l'exercice de la Médecine externe.

Nous avons cherché à établir que nous l'aidions à sortir d'un chaos inextricable, et à éviter un amas d'écueils enfantés par la routine et l'ignorance.

Nous avons été conduit à rappeler que l'empirisme a fait son temps, et que la physiologie, la chimie, la physique, peuvent seules aider l'expérimentation pratique à abandonner ses vieux errements pour adopter une ligne rationnelle et progressive.

Nous pensons avoir fait suffisamment ressortir la supériorité de notre *préparation* sur toutes celles qu'elle est appelée à supprimer ou à remplacer.

Nous croyons avoir péremptoirement démontré :

1° Que notre *Topique* ne contient ni corps gras, ni alcool, ni matière résineuse, ni aucune substance métallique, métalloïdique ou alcaloïdique, à l'état de liberté ;

2° Que sa composition toute particulière justifie sa complète innocuité, son absorption remarquable, et la spécificité, aussi bien que la promptitude, de son action physiologique ;

3° Qu'il n'existe pas de préparation similaire ou analogue répondant à toutes les indications médicales que peut satisfaire le *Topique-Fabre*.

Notre conviction la plus profonde est que nous sommes dans le vrai, que nous avons été l'auteur d'un progrès important, et que notre œuvre sera enfin tirée de cette stagnation et de cette obscurité si peu en harmonie avec la destination naturelle des succès réellement sérieux et utiles, ainsi qu'avec les besoins et les tendances de notre époque. Car la lumière et le mouvement étant les principes primordiaux de la vie, sont indispensables à l'épanouissement et à l'extension de tous les progrès.

Nous n'élevons, néanmoins, aucune prétention au titre dont on abuse tant de nos jours, celui d'*inventeur* (1).

Le mot d'*innovation* est tombé de notre plume, plusieurs fois peut-être, dans le cours de cette étude. Nous ne voulons point omettre de dire que nous ne l'avons employé que pour mieux faire comprendre notre pensée, pour bien faire saisir la résultante de nos recherches. Mais, au fond, — nous l'avouons sans excès de modestie comme sans faux orgueil — nous n'avons rien innové. Notre rôle s'est borné à la réalisation d'une synthèse heureuse de divers éléments thérapeutiques, ayant laborieusement constitué un précieux instrument de guérison.

En posant le pied sur le seuil de notre carrière, il y aura bientôt vingt ans, nous eûmes le pressentiment qu'une tâche particulière nous était dévolue. Ce qui n'avait été d'abord que de l'intuition, cet état latent de l'idée, acquit de la consistance et se dégagea graduellement de notre pensée, à mesure que la réflexion et l'étude élargissaient l'horizon de notre faible intelligence, et devint bientôt l'objectif vers lequel convergèrent tous nos efforts et toutes nos aspirations. Cette tâche, qui nous semblait imposée, qui n'a cessé de nous obséder, devait être ardue, ingrate, presque rebutante. Des médecins, des confrères, des parents, des amis, ne nous ont certes point épargné les épithètes de rêveur, d'utopiste, d'idéologue, de présomptueux. Ces qualifications peu sensées et peu bienveillantes, ces critiques trop aisées, que nous croyons avoir repoussées sans haine, sinon sans amertume, ne nous ont point fait dévier un seul instant de la route que nous nous étions tracée. Malgré la longueur et l'aridité du chemin à parcourir, malgré les obstacles, les difficultés et les périls qui entravaient notre marche, nous ne nous sommes point lassé ni découragé, nous sommes demeuré fidèle à la maxime du philosophe : *Fais ce que dois, advienne que pourra.*

Notre pressentiment s'est-il réalisé ? Nos labeurs auront-ils été utiles ? Nos prévisions étaient-elles fondées ? Notre tâche est-elle remplie ? Notre but sera-t-il atteint ?

C'est aux Médecins éclairés et intègres que nous devons laisser le soin de répondre à ces interrogations. C'est à eux qu'incombe la mission d'examiner ces

---

(1) Voici notre profession de foi à cet égard, extraite de l'un de nos travaux inédits.

« L'homme n'invente rien. Il découvre quelquefois, dans l'essence de la nature, la raison profonde des choses ; » il l'exprime sous forme de loi et lui donne une application pratique plus ou moins heureuse. La nature est un » livre ouvert par la main de Dieu devant les yeux de l'homme ; le mérite de l'intelligence est d'en savoir lire » une page sans y intercaler les sophismes humains. Que ce soit par une illumination de génie ou par un effort » de science, que l'homme ait découvert les lois de la gravitation universelle, la vapeur et l'électricité, il n'a » rien inventé, absolument rien. Il entrevoit seulement les rapports premiers et nécessaires des éléments ; il en » déduit des lois scientifiques, qui reculent l'horizon de l'industrie et des arts en général. Inventer n'est pas du » ressort de l'homme ; il applique parfois exactement les lois découvertes par l'observation ; mais il lui serait » aussi impossible d'en tirer une de son cerveau que d'orner l'infini d'un nouveau soleil. En résumé, l'homme » peut découvrir un système dans la nature, mais non pas en inventer un. » (Avril 1866).

questions sous leurs diverses faces. Et si, comme des praticiens respectables ont bien voulu le dire, et comme l'expérience de chaque jour l'affirme hautement, nous avons pu fournir une arme nouvelle et puissante à l'art de combattre la maladie, l'accomplissement de notre devoir oblige maintenant le Corps Médical à faire le sien, qu'il ne nous appartient nullement de lui indiquer. Nous avons la confiance qu'il n'y faillira pas, et nous prenons la liberté grande de lui dire, en terminant, que ce devoir sera moins difficile que le nôtre.

D. FABRE-VOLPELIÈRE.

11 novembre 1872.

DOCUMENTS COMPLÉMENTAIRES

A Monsieur le directeur de l'administration générale de l'Assistance publique à Paris.

Monsieur le Directeur,

Il y aura bientôt quinze ans que je prépare un *médicament* véritablement nouveau, — c'est-à-dire sans similaire dans la thérapeutique externe ou chirurgicale, sans analogue dans les formulaires, sans rival dans les pharmacopées anciennes et modernes, françaises et étrangères — et dont la formule, de laquelle je suis l'auteur, est exclusivement ma propriété ; *agent* puissant et général, dont l'art de guérir avait un besoin aussi urgent qu'incontestable ; *Topique* d'une complète innocuité, auquel j'ai donné mon nom, et qui se recommande particulièrement à toute la confiance du corps médical par ses propriétés fondantes, résolutives, calmantes, détersives et cicatrisantes, par son action prompte et bienfaisante, par sa faculté surprenante et incomparable d'arrêter, avec une prodigieuse rapidité, l'*écoulement blennorrhagique,* et enfin, par ses applications innombrables, constatées par plus de douze ans d'expériences.

Au fond de la province, et dans la sphère étroite et obscure que m'a assignée le destin, il ne m'a pas encore été possible d'arrive à ce que ma *préparation* soit l'objet d'expérimentations comparatives dans les cliniques des hôpitaux civils ou militaires ; mais vous voudrez bien me permettre de vous faire remarquer, Monsieur le directeur, les appréciations au-dessus de tout éloge qui en ont été faites par plusieurs honorables praticiens dont la probité et l'habileté ne sauraient être contestées.

Si la formule de ma *composition* n'a pas été soumise à la haute et enviable sanction de l'Académie de médecine, c'est, tout d'abord, la presque absolue impossibilité, à une aussi grande distance de Paris, et sans *alter ego* dans la capitale, d'obtenir de cette compagnie savante un examen approfondi et par conséquent une approbation, dont le refus pourrait être assimilé à une dépréciation, à un déni d'innovation et d'efficacité ; et, d'autre part, l'innocuité parfaite de ce *produit* vraiment exceptionnel, autant que l'interprétation de la jurisprudence sur les remèdes secrets en faveur des médicaments destinés à l'usage externe.

Je pourrais hautement affirmer, si la chose était encore nécessaire après les attestations médicales et particulières auxquelles il a donné lieu, que mon *Topique* est héroïque autant qu'inoffensif, et n'est pas un remède secret. Non-seulement son analyse ne m'inspire pas la moindre crainte, mais je la désire sincèrement et m'y prêterais, au besoin, de tout mon pouvoir. D'ailleurs je m'empresserai, dès qu'elle pourra vous être utile, de vous en communiquer la formule générale.

Dans le but de répandre, autant que possible, les bienfaits d'un *médicament* si estimé des personnes qui en ont fait usage, désireux de faire participer aux heureux résultats de son emploi cette classe si nombreuse et si intéressante de la population, ces déshérités du sort qui sont l'objet de votre constante sollicitude, et convaincu qu'il en résulterait pour votre administration des avantages sérieux, parmi lesquels une économie assez importante, j'ai résolu, Monsieur le directeur, de vous offrir la fourniture de mon *Topique* pour les besoins des hôpitaux et hospices de Paris.

Je livrerais mon produit à votre administration, à des conditions réellement exceptionnelles, et, conséquemment, acceptables. J'expédierais en vrague, par *Pots* de un ou plusieurs kilogr., scellés de mon cachet et revêtus d'une étiquette portant ma signature et ma *marque de fabrique*, pour la garantie d'origine.

Mis ainsi entre les mains de tous les médecins des hôpitaux et hospices de la capitale, mon *Topique* cesserait d'être pour eux une spécialité dans la rigoureuse acception du mot, pour n'être plus qu'un spécifique inoffensif et indispensable. Car sa consistance onguentaire, sa grande solubilité dans l'eau, son entière innocuité, son absorption remarquable, sa spécificité d'action physiologique, sa conservation facile et indéfinie, font du *Topique-Fabre* un agent des plus précieux et des plus maniables de la matière médicale.

J'ai l'honneur de soumettre et de recommander cet exposé à votre bienveillante attention, Monsieur le directeur, et de solliciter respectueusement de votre bonté bien connue l'indication de la voie à suivre et des conditions à remplir, pour obtenir que mon *Topique* puisse être compris dans le nombre des produits spéciaux adoptés pour le service des hôpitaux de Paris.

Si, mettant de côté les préceptes d'une fausse modestie, j'ose, en terminant, invoquer auprès de vous, Monsieur le directeur, mon passé irréprochable, vingt ans consacrés à des recherches scientifiques et à des études professionnelles, plusieurs travaux honorés de nombreuses distinctions académiques, c'est que je me dois à moi-même — comme j'y suis tenu à votre égard — de vous édifier entièrement sur mon caractère, mes faibles mérites et mes aspirations, persuadé qu'ainsi vous daignerez, en toute connaissance de cause, favoriser de votre puissant appui et de votre haute sympathie les efforts d'un obscur travailleur, en l'aidant à introduire dans les établissements hospitaliers un produit qui a fait ses preuves, qui a déjà réalisé quelque bien, et qui, dès lors, sans présomption, peut occuper une place, si modeste soit elle, dans le vaste arsenal thérapeutique.

J'ai l'honneur de me dire, avec le plus profond respect, Monsieur le directeur, votre très-humble et tout dévoué serviteur.

D. FABRE-VOLPELIÈRE.

14 avril 1872.

P. S. — Je prends la liberté de vous adresser un pot de 500 gr. de mon *Topique-Fabre*, à titre d'échantillon et pour que vous puissiez faire procéder à quelques essais. Dans ce but, j'en mettrai de nouvelles quantités à la disposition de votre administration.

A Monsieur le président de l'Académie nationale de Médecine de Paris.

Monsieur le Président,

J'ai l'honneur de vous adresser quatre exemplaires d'un *Mémoire sur les agents iatraleptiques en général, et en particulier sur la composition, l'emploi, l'action et les propriétés du Topique-Fabre.*

Veuillez, je vous prie, en donnant communication de mon *Mémoire* à l'Académie, lui annoncer la découverte d'un nouvel et précieux agent thérapeutique.

Je crois devoir tout particulièrement appeler votre attention et celle de l'Académie, Monsieur le Président, sur une propriété spéciale et remarquable de mon *Topique* : Sa faculté surprenante et incomparable d'arrêter, avec une prodigieuse rapidité, l'*écoulement blennorrhagique*, et de faire disparaître, avec une non moins grande promptitude, toutes les autres lésions vénériennes et syphilitiques.

L'ensemble des expérimentations faites depuis 1859 m'autorise à dire que le *Topique* dont je suis l'auteur est à lui seul toute une révolution médicale. Et je ne crains pas d'être taxé d'exagération enthousiaste ou de prétention ridicule, car mon *Glycéro-Mellite composé* guérit sûrement et sans aucun ennui ni suite fâcheuse, tandis que les autres méthodes ont toujours des désagréments et sont le plus souvent impuissantes, lorsqu'elles n'ont pas de funestes conséquences.

En effet, — pour ne parler que du traitement de la *blennorrhagie* — tous les thérapeutistes qui ont sérieusement observé et qui veulent être sincères sont d'accord pour reconnaître les inconvénients et les échecs, aussi fréquents que complets, des injections en général, ainsi que du cubèbe et du copahu, employés pour combattre cette sécrétion anormale des organes génitaux.

Sous l'influence du copahu et du cubèbe, l'*écoulement* disparaît quelquefois assez vite, mais il reparaît aussitôt qu'on suspend le traitement. Ces deux substances sont, en outre, désagréables à prendre, difficiles à digérer, causent parfois des nausées et des vomissements, et déterminent souvent des coliques et de la diarrhée.

Les injections astringentes, irritantes ou caustiques, préconisées par les uns, proscrites par les autres, exposent, selon l'opinion d'un grand nombre de praticiens, à faire passer cette affection à l'état chronique et à procurer aux malades, dans un temps plus ou moins rapproché, des rétrécissements de l'urèthre et des rétentions d'urine.

Toutes les autres drogues (Matico, Monesia, Cachou, Guaco, Inga, Essences de Santal et de Gubèbe, Copahine, Cubébine, Capsules ou Dragées plus ou moins balsamiques, plus ou moins composées, etc.) vantées à plaisir comme *anti-Blennorrhagiques*, ne donnent pas de meilleurs résultats.

Un *médicament* d'une action spécifiquement physiologique, à effets essentiellement positifs, d'un emploi commode, applicable à tous les cas, et d'une parfaite innocuité, était donc incontestablement nécessaire pour combler une lacune des plus caractéristiques et des plus regrettables.

J'ai heureusement trouvé ce *spécifique*, que certains adeptes obstinés du scepticisme déclareront peut-être encore introuvable.

A ceux qui, par pur esprit de critique, de parti pris ou sans réflexion, refuseraient absolument de croire à la puissance d'un *agent iatraleptique* sur des états pathologiques de cette nature, je répondrais d'abord par l'énoncé d'un nombre assez imposant de guérisons, toutes aussi étonnantes et incroyables les unes que les autres pour les féaux partisans de l'antique routine. Je combattrais encore cette incrédulité en citant le *Liquide préservateur* ou *Lotion* de *sesqui-chlorure de fer* du savant docteur Rodet (de Lyon), donné par son auteur comme moyen prophylactique de la syphilis, et comme capable de guérir la syphilis déclarée et même les chancres. Je leur adresserais enfin, au besoin, ces paroles si judicieuses et si profondes de M. le docteur Tourrette, (de Vals) : « Il faut bien croire, puisqu'on voit, à moins toutefois d'appartenir à cette » classe d'esprits vigoureusement trempés qui nient avec intrépidité tout effet dont ils n'aperçoi- » vent pas la cause, comme si le pouvoir de la nature avait justement ses limites aux confins de » leur intelligence. Telle n'est point la philosophie de la haute science : plus elle voit, plus elle » sait, plus elle apprend à douter, et à repousser les tranchantes formules du scepticisme. L'igno- » rance seule est absolue dans ses propositions, car il lui manque un sens, une base, pour asseoir » ses jugements : les comparaisons. »

Sans entrer dans de plus longs développements, je prends la respectueuse liberté de vous prier, Monsieur le Président, de vouloir bien demander à l'Académie qu'il soit nommé par elle une commission chargée d'expérimenter comparativement le *Topique-Fabre*, afin de constater la vertu particulière de ce nouveau produit, qu'elle ne saurait trouver indigne, j'en ai la persuasion, de sa haute consécration scientifique.

Je tiendrai à la disposition de l'Académie toutes les quantités de mon *Topique* qu'elle jugera nécessaires pour procéder à des expériences complètes et définitives.

6

J'ose espérer, Monsieur le Président, que la savante compagnie formée par les illustrations médicales de la France daignera accueillir favorablement la supplique que je viens, après de longues méditations, lui adresser au nom de la science, de la vérité et de la justice, et pour un nouveau bien à faire à l'humanité.

J'ai l'honneur de me dire, avec le plus profond respect et la plus haute considération, Monsieur le Président, votre très-humble et tout dévoué serviteur.

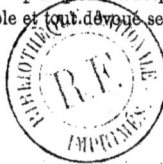

D. FABRE-VOLPELIÈRE.

14 mars 1873.

D. FABRE-VOLPELIÈRE — *Marseille, le* mai 1864.

PHARMACIEN

LAURÉAT ET MEMBRE

DE PLUSIEURS SOCIÉTÉS SAVANTES

A MARSEILLE

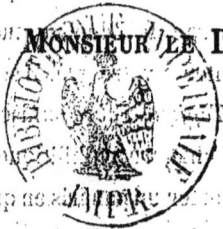

MONSIEUR LE DOCTEUR,

Il y a trois ans bientôt, j'avais l'avantage d'informer mes confrères, par ma lettre datée d'Arles-sur-Rhône, où j'exerçais à cette époque, que je prépare un *Topique* d'une complète innocuité, auquel j'ai donné mon nom, et qui se recommande particulièrement à toute la bienveillante attention du corps médical par ses propriétés fondantes, résolutives, calmantes, détersives et cicatrisantes.

Dans cette circulaire, je signalais les appréciations au-dessus de tout éloge qui ont été faites de mon *Topique* par plusieurs Médecins distingués, entr'autres MM. les Docteurs Belloc, d'Agen (1), auteur du charbon végétal médicinal, et Bertulus, Professeur à l'Ecole de Médecine de Marseille. Le cadre restreint de cette communication ne saurait me permettre de vous citer tous les nouveaux cas de guérisons remarquables obtenus depuis lors, indéfinie, sa complète innocuité, son absorption remarquable (1), sa spé-

(1). « Je dois vous déclarer que j'ai fait des expériences sérieuses et que j'ai acquis la certitude
« que c'est un moyen précieux, non-seulement comme fondant, mais encore comme calmant de la
« douleur. Votre *Topique* est un bienfait pour l'humanité. »

(*Extrait d'une lettre du D[r.] Belloc, du 18 juillet 1864.*)

à l'aide de mon *Topique* : il me suffira de vous dire, je pense, que cette préparation justifie chaque jour la confiance des Médecins et celle du public.

Dans le but de répandre autant que possible l'usage d'un médicament, si estimé dès son apparition, je viens aujourd'hui offrir aux *Médecins des localités privées de pharmaciens*, de le leur livrer en vragne, par pot de 1 kilog. scellé de mon cachet, franco de port et d'emballage, dans tout l'intérieur de l'Empire, à la seule condition de me faire parvenir, avec la demande, un mandat-poste de 20 francs pour chaque pot de 1 kilog. et ce, afin d'éviter, pour une aussi minime somme, les ennuis et les frais de remboursement ou de négociation.

D'après mon prospectus et les prix-courants des principales maisons de droguerie, le pot de 32 gr. *Topique-Fabre* se vendant 2 fr. au public, il est aisé de voir que je laisse une grande marge de bénéfice, même en conservant ce prix, que vous pourrez augmenter à votre gré. Il sera bon, à ce sujet, de noter ici que 5 à 6 grammes de *Topique-Fabre* suffisent pour amener en quelques jours la cicatrisation d'un chancre syphilitique, même des plus rebelles ; que la même quantité fait avorter un panaris en quelques heures ; qu'un pot de 32 gr. est à peine nécessaire pour fondre un bubon et une orchite dès leur début, et pour résoudre les tumeurs hémorrhoïdales les plus résistantes, les furoncles, abcès, phlegmons, etc., etc.

La préparation du *Topique-Fabre* exigeant un appareil compliqué et assez coûteux, demandant à être faite exclusivement et sur une grande échelle, et la formule, dont je suis l'auteur, n'ayant encore été communiquée à aucun corps savant, ce produit ne sera pas de longtemps du domaine de la pharmacie-pratique.

Mis ainsi entre les mains de tous les *Médecins* qui, *dans l'intérêt de leurs clients*, ont chez eux une *petite pharmacie*, mon *Topique* cessera d'être pour eux une spécialité dans la rigoureuse acception du mot, pour n'être plus qu'un spécifique inoffensif et indispensable. Sa consistance onguentaire, sa parfaite solubilité dans l'eau, sa conservation facile et indéfinie, sa complète innocuité, son absorption remarquable (1), sa spé-

(1) Tenir le pot toujours bouché, à l'abri de la chaleur et de l'humidité.

(*Extrait de l'Instruction-Pratique*.)

cificité d'action physiologique, ont fait du *Topique-Fabre* un agent des plus précieux et des plus maniables de la matière médicale.

J'ai voulu, par cette nouvelle mesure, répondre au désir souvent manifesté par un grand nombre de mes correspondants, et chercher à vulgariser un produit qui a rapidement conquis sa place dans le vaste arsenal thérapeutique.

Dans l'attente de vos ordres, je vous prie de recevoir, Monsieur le Docteur, la sincère expression de mes sentiments distingués.

D. FABRE-VOLPELIÈRE.

P. S. — On n'expédie pas moins de 1 kilog. — Adresser les lettres et demandes à l'ancienne Pharmacie Perpignant, place Moronne, 4, à Marseille. — Des Instructions-pratiques seront jointes à chaque envoi. — Prière de communiquer les résultats obtenus, qui seront publiés dans une brochure spéciale. — *Ecrire franco.*

DIGNE. — VIAL IMPRIMEUR-LIBRAIRE, RUE CAPITOUL, 5.